Soluciones antiaging

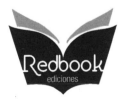

Soluciones antiaging

Ethan Yates

ROBIN
BOOK

© 2016, Ethan Yates
© 2016, Redbook Ediciones, s. l., Barcelona

Diseño de cubierta: Regina Richling
Ilustración de cubierta: Shutterstock
Diseño interior: Regina Richling

ISBN: 978-84-9917-408-2
Depósito legal: B-22.805-2016

Impreso por Sagrafic, Plaza Urquinaona, 14 7º 3ª, 08010 Barcelona

Impreso en España – *Printed in Spain*

Índice

Introducción

Es difícil luchar contra el envejecimiento, un proceso natural y progresivo. Pero cada vez vivimos más años gracias, entre otras cosas, a una mejor alimentación, a unos mayores hábitos de higiene y al avance imparable de las investigaciones médicas. La esperanza de vida ha aumentado notablemente en los últimos años y ahora deseamos, más que nunca, vivir una vejez de forma saludable y plena, lejos del deterioro físico.

El paso del tiempo implica necesariamente unos cambios físicos, estructurales y funcionales en el organismo. Es fácil ver cómo, en la mayoría de las personas, aumenta la grasa corporal, disminuyen sentidos como la visión o el oído, se ralentiza el sistema respiratorio o surgen complicaciones en el sistema renal y músculo–esquelético.

Realizar un ejercicio físico adecuado a cada edad, restringir la ingesta de calorías, consumir fruta y verdura y eliminar hábitos perniciosos como el alcohol o el tabaco serían algunos de los consejos más adecuados extensibles a toda la población.

Las técnicas antiaging no buscan la eterna juventud, sino que tratan de detener el envejecimiento celular. Así, al conseguir un mejor rendimiento físico, hormonal e intelectual, se consigue de paso retrasar la aparición de algunas enfermedades.

Este libro le mostrará algunas cuestiones que le ayudarán a vivir mejor y más años. Y le explicará con detall qué es eso de los antioxidantes y cómo podemos beneficiarnos de ellos.

La escalera de color de la alimentación

De la misma forma que un pintor impresionista experimentaba el mayor placer al pintar con colores vivos, nosotros disfrutaremos de una vida más saludable y de las virtudes de los alimentos escogiendo productos que contengan toda la gama del arco iris. De todas formas, los tonos pardos en realidad confieren unas propiedades extraordinarias a los frutos secos y a una gran variedad de legumbres. Es una feliz coincidencia que el color de los alimentos nos hable de sus virtudes, algo que parece fruto de la buena fortuna. Los pigmentos vegetales no solo sirven para añadir color a las frutas, las verduras y determinados mariscos: constituyen también una fuente esencial de fitonutrientes que previenen las enfermedades y de antioxidantes que combaten el envejecimiento y la inflamación. La Madre Naturaleza nos facilita la tarea: ¡limitémonos a elegir los productos de la tierra y del mar que presenten los colores más vivos e intensos de la paleta del artista!

En todo el programa contra el envejecimiento y a favor del rejuvenecimiento, como mínimo hay que tener una idea de lo que funciona y por qué funciona, aunque solo sea para comprender cuál es la razón que nos lleva a evitar ciertos alimentos. En este capítulo, titulado justamente «La escalera de color de la alimentación», trataremos de lo que nos enseña la ciencia sobre los antioxidantes naturales. Constataremos que dichos alimentos nos proporcionan grandes beneficios. ¿Mi recomendación? Para cumplir con la promesa de la eterna juventud disfrutaremos de la mayor cantidad posible de estos alimentos a fin de aprovechar su amplio espectro de virtudes antienvejecimiento y contra las arrugas.

Colores saludables

Al principio de este capítulo citábamos que los pigmentos vegetales contienen fitonutrientes y antioxidantes que previenen las enfermedades y frenan el envejecimiento. Pero ¿qué son exactamente los fitonutrientes?

Phyto significa «planta», por consiguiente, un fitonutriente será un nutriente procedente de una planta. La mayor parte de fitonutrientes son excelentes antioxidantes y estos, como sabemos ya, son los agentes antiinflamatorios naturales. Además, como citaba la revista *Time* en febrero de 2004: «Cuanto más color, mejor, ya que las plantas de colores más vivos en general contienen mayor cantidad de antioxidantes, algo idóneo para eliminar los radicales libres que se generan durante la inflamación».

Anima ver que los medios de comunicación más influyentes, como la revista *Time*, reconocen la validez de lo que llevamos tiempo afirmando, a saber, que la inflamación, aunque quede oculta, constituye la base de un gran número de enfermedades relacionadas con el envejecimiento. Una de nuestras mejores defensas contra este enemigo invisible es una dieta rica en fitonutrientes antiinflamatorios frutas y verduras de intensos colores así como frutos secos, semillas y legumbres. Es una buena idea comer una gran variedad de vegetales, pues con ello se consigue una óptima protección contra distintas enfermedades degenerativas, como las cardíacas, la osteoporosis, la artritis y también las arrugas y la falta de tersura en la piel. Los investigadores han identificado más de dos mil fitonutrientes distintos en los alimentos vegetales, y muchos de ellos tienen propiedades antioxidantes.

En efecto, los científicos del servicio de investigación agrícola del Centro de Investigaciones sobre la Alimentación Humana y el Envejecimiento de la Universidad de Boston han creado una prueba estándar para medir el potencial antioxidante de los alimentos. Espero que las investigaciones futuras precisen qué alimentos nos protegen mejor contra los radicales libres, la inflamación y las enfermedades que estos fomentan. Mientras tanto, la capacidad de absorción del radical oxígeno (escala CARO) identifica los alimentos más prometedores en cuanto a prevención de enfermedades, como mínimo en lo que se refiere a sus propiedades antioxidantes. Debemos tener en cuenta que, si bien las uvas pasas aparecen en segundo lugar en la lista, son alimentos que, al igual que toda la fruta seca, tienen un alto contenido en azúcar y pueden provoca un incremento no deseado del nivel de azúcar en la sangre. Se recomienda un consumo de entre 3.000 y 5.000 unidades diarias. Puede parecer mucho, pero pensemos que un cuarto de kilo de arándanos contiene unas 2.400 unidades. Lo mejor es que la cantidad de frutas y verduras que consumamos sume un mínimo de 5.000 CARO al día. Nos daremos cuenta también de que los veinte primeros alimentos se sitúan entre los más vistosos en cuanto al color.

Comparemos las manzanas y el orégano

Hay que recordar dos puntos importantes respecto al índice CARO. En primer lugar se establece dicho índice para indicar la capacidad antioxidante de las substancias comestibles dentro de una categoría determinada; la capacidad antioxidante de una planta se comparará con la de otras plantas, por ejemplo, y la capacidad antioxidante de una fruta o hortaliza se comparará con otra fruta u hortaliza.
En segundo lugar, a igual peso, las plantas aromáticas que se usan en la cocina poseen una mayor capacidad antioxidante que las frutas o las verduras. Pero en realidad, estas plantas poseen un contenido y una capacidad antioxidantes mucho mayor en cuanto a peso.

He aquí una lista de los alimentos más saludables:

- Verduras y hierbas aromáticas: Brotes de alfalfa, polen de abeja, hojas de remolacha, pimientos, brócoli, alcaparras, coliflor, guindillas, cebollinos, verduras de hoja oscura como acelgas, espinacas, repollo, eneldo, menta, col roja.
- Frutas: Manzanas, albaricoques, frutas del bosque, cerezas, kiwis, peras, granadas, uva negra.
- Bebidas: Té negro, verde o blanco, zumo de granada, vino tinto.

Los veinte alimentos más destacados en la escala CARO:
(Unidades CARO por 100 g)

FRUTAS	VERDURAS
Ciruelas 5.770	Col rizada 1.770
Pasas 2.830	Espinacas 1.260
Arándanos 2.400	Col de Bruselas 980
Fresas 1.540	Brécol 89
Frambuesas 1.220	Remolacha 840
Ciruelas 949	Pimiento rojo 710
Naranjas 750	Cebolla 450
Uva negra 739	Maíz 400
Cerezas 670	Berenjena 390
Kiwis 602	
Pomelos rosas 483	

Para ayudar a la identificación (y, por consiguiente, selección) de los alimentos más sanos para el mantenimiento de la piel y el cuerpo, en general hemos dividido el resto del capítulo en dos partes. La primera se centra en los fitonutrientes, sus categorías, nombres (algunos nos resultarán familiares, otros no) y virtudes. La segunda parte está formada por un gráfico del arco iris de los alimentos. En este, los alimentos se dividen según su color y se indica qué nutrientes contienen.

Fitonutrientes

Tal como mencionábamos antes, existen más de dos mil fitonutrientes distintos. En este capítulo nos limitaremos a las cinco categorías más corrientes y beneficiosas para la salud:

1. Los carotenoides
2. Los limonoides y limonenos
3. Los flavonoides
4. Los Flavon–3–01
5. Los glucosinolatos y los indolos

Estos nombres científicos no deben desanimarnos. Probablemente, los alimentos que consumimos habitualmente contienen estos fitonutrientes. Pero mi objetivo es conseguir que el lector incluya en su alimentación más elementos con antioxidantes y antiinflamatorios, que estimulan la producción de péptidos. Estoy convencido de que, una vez comprendida su función, todos verán la necesidad de añadirlos a su dieta diaria.

Los carotenoides

Los carotenoides –cuyo nombre procede de su función a la hora de dar su color característico a las zanahorias– desempeñan un papel importante en la pigmentación de muchas frutas y verduras. Los carotenoides son los que dan el color amarillo anaranjado rojizo a las yemas de los huevos y al salmón, sobre todo el de Alaska, a determinadas especies de trucha, a algunos mariscos y también a ciertas aves, como el flamenco, que consumen grandes cantidades de alimentos ricos en carotenoides. Los carotenoides están también presentes en muchas verduras de color verde, aunque su color quede encubierto por la clorofila, el pigmento más predominante. Los seres vivos obtienen su color, en general, de los pigmentos naturales. Pero el color no solo sirve para hacerlos más atractivos, sino que cumple una serie de importantes funciones biológicas:

- Fomenta la actividad de la provitamina A y se convierte en retinol o vitamina A, según sus necesidades.
- Reduce el riesgo de enfermedades cardiovasculares, probablemente gracias a sus virtudes antioxidantes y antiinflamatorias.
- Neutraliza los radicales libres responsables del estrés oxidante, el principal motor de la inflamación.
- Reduce el riesgo de contraer cáncer, en especial de pulmón, de vesícula, de mama, de esófago y de estómago.
- Funciona como antioxidante protector de la retina (más en concreto, la col y las espinacas) y podría ayudar en la prevención de las cataratas y la degeneración macular.
- Bloquea la inflamación cutánea producida por los rayos solares, que provoca arrugas y puede causar cáncer de piel.
- Ayuda a reducir el dolor y la inflamación.

La familia de los carotenoides se divide en dos subgrupos: los carotenos y los xantofilos. Durante muchos años, el betacaroteno atrajo toda la atención de los investigadores y fue objeto de muchos estudios. Sin embargo, últimamente los científicos se han centrado más en otros carotenoides y en sus posibles efectos benéficos para la salud. Cada vez está más claro que es preferible consumir una mezcla de carotenoides en lugar de una mayor dosis de uno de ellos. La familia de los carotenoides:

Carotenoides:
a) Carotenos: Betacaroteno, Licopeno, Luteína.
b) Xantofilos: Zeaxantina, Criptoxantina, Astaxantina.

Los carotenos

Los carotenos, que se encuentran en los albaricoques, los pimientos, las guindillas, los tomates, el perejil, las hojas de remolacha, las espinacas, las acelgas, el repollo, el brécol, la col rizada y la lechuga romana, refuerzan la reacción inmunitaria, protegen las células cutáneas contra los rayos UV y «ahorran» enzimas hepáticas que neutralizan los carcinógenos y otras toxinas. Cabe recordar, sin embargo, al consumir alimentos que son fuente de carotenos «azucarados» –como las zanahorias, las calabazas, la remolacha o algunas frutas con altos niveles glicémicos–, que hay que comerlos con moderación y empezar siempre por las proteínas.

- El betacaroteno es el conocido pigmento de color naranja con propiedades antioxidantes que se incluye en muchos suplementos multivitamínicos. El organismo puede transformar con facilidad el betacaroteno en vitamina A, aunque tan solo para satisfacer sus necesidades, por ello se considera la fuente de vitamina A más segura, en especial para las embarazadas, aunque un exceso de vitamina A puede dañar el feto.
- El licopeno es el antioxidante que se encuentra de una forma más abundante en el tomate y, sobre todo, en los productos derivados de esta hortaliza. Al parecer, una dieta rica en zumos, salsas y sopas de tomate ayuda a evitar algunos cánceres, como el de próstata, el de pulmón, el de estómago y otros. Los alimentos ricos en licopeno pueden reducir también el riesgo de sufrir enfermedades cardiovasculares, pues reducen el colesterol LDL («malo») y también la presión sanguínea.
- La luteína se encuentra en grandes concentraciones en las hortalizas de hoja verde oscura (espinacas, col rizada, repollo, coles de Bruselas), alimentos que al parecer reducen el riesgo de contraer cataratas y degeneración macular asociada la edad. La luteína pasa a la retina, donde protege las células fotorreceptoras contra los radicales de oxígeno generados por la luz. Un elevado nivel de luteína en la sangre suele relacionarse con un menor riesgo de contraer cáncer de pulmón.

Los xantofilos

Al igual que los carotenos, los xantofilos, del grupo de los carotenoides, son antioxidantes. Los xantofilos se dice que protegen también a la vitamina A, la E y otros carotenoides contra la oxidación. Entre los componentes de la familia de los xantofilos, destacan tres por sus propiedades antioxidantes y preventivas: la zeaxantina, la criptoxantina y la astaxantina.

- La zeaxantina, presente en los pimientos anaranjados o las guindillas, la col rizada, el repollo, las espinacas, las judías de manteca, las judías verdes, el brécol, las coles de Bruselas, la col y la lechuga, trabaja conjuntamente con la luteína para proteger los ojos contra los rayos de sol.
- La criptoxantina, que encontramos en los mismos alimentos que contienen zeaxantina, ayudaría en la prevención del cáncer vaginal, uterino y del cuello del útero.
- La astaxantina, también se ha llamado «oro rojo del mar» por ser el carotenoide con más propiedades antioxidantes: es diez veces más eficaz en este sentido que el betacaroteno y cien veces más que la vitamina E. Los alimentos con tonos rosados y rojizos que han tenido su hábitat en aguas marinas y dulces —como el salmón, la trucha arco iris, las gambas, el bogavante, las cigalas y los cangrejos— deben su espléndido color a su alimentación, rica en astaxantina. El salmón rojo es el número uno en este campo, con la extraordinaria proporción de 4,5 mg de astaxantina por 200 g de su carne. En cuanto a capacidad antioxidante, 4,5 mg de astaxantina representan el equivalente de 450 mg de vitamina E, cantidad reconocida en general como óptima para la salud.

El salmón de piscifactoría posee únicamente entre un 25 % y un 50 % de la astaxantina que contiene dicho pescado si ha vivido en su hábitat. Los peces de piscifactoría que consumen astaxantina sintética se desarrollan con más lentitud que los que consumen el mismo volumen de astaxantina a partir de fuentes naturales. Esto nos indica que la astaxantina sintética no funciona de la misma forma en el organismo del salmón, y probablemente tampoco en el cuerpo humano.

El caso del salmón

Existen algunos alimentos que tienen más propiedades nutritivas que otras; el salmón es uno de ellos.

El salmón es un pez marino y de agua dulce que se encuentra en casi todo el mundo, es rico en proteínas y ácidos grasos esenciales para una buena salud. Pero no solo eso, este pescado también es una rica fuente de vitaminas como la B12, B6, magnesio, calcio y selenio. Descubre cómo sus propiedades pueden ayudarte a mejorar tu salud.

Evita problemas cardiovasculares. Debido a su alto contenido de omega-3 , el cual se encarga de controlar la presión arterial y previene el endurecimiento de las arterias, el salmón ayuda a prevenir ataques al corazón y accidentes cardiovasculares.

Los limonoides y los limonenos

Como sus nombres indican, estos fitonutrientes se encuentran en los cítricos de sabor ácido, como el limón, la lima y el pomelo. Pese a su relación con los carotenoides, no proporcionan color a los alimentos ni tienen las mismas virtudes antioxidantes, aunque sí efectos beneficiosos concretos:

- Protegen los pulmones y alivian el malestar provocado por la enfermedad pulmonar obstructiva crónica.
- Ayudan en la prevención del cáncer al estimular la actividad desintoxicadora de las enzimas del hígado.

- Reducen los niveles de colesterol de la sangre.
- Inhiben el cáncer de las células mamarias en los seres humanos y de las del colon en animales de laboratorio.

Los flavonoides, alimentos sanos

Los flavonoides (o bioflavonoides) poseen muchas virtudes que nos ayudan a mejorar la salud. En general se utiliza el término flavonoide para designar todos los antioxidantes que no son carotenoides y están presentes en frutas y verduras.

Entre los alimentos ricos en flavonoides cabe citar las manzanas, el polen de abeja (suplemento alimentario), el brécol, la col, las alcaparras, las guindillas, el cebollino, los arándanos, el eneldo, las bayas de saúco, el hinojo, el ajo, la col rizada, los puerros, los limones, las cebollas, el perejil, las peras, la menta, el estragón y el tomillo.

He aquí un resumen de las virtudes de los flavonoides:
- Combaten los radicales libres, la inflamación y las afecciones inflamatorias, como las alergias.
- Ayudan a neutralizar las bacterias y los virus.
- Ayudan en la protección contra la hipertensión arterial y los coágulos (agregación plaquetaria).
- Inhiben el desarrollo de tumores cancerosos.
- Protegen el sistema vascular y fortalecen los capilares que transportan el oxígeno y los nutrientes esenciales a todas las células.
- Ayudan a evitar las cataratas.
- Constituyen una ayuda para los capilares y un tratamiento contra la insuficiencia venosa crónica.

La mayor parte de beneficios que obtenemos de los flavonoides proceden de sus propiedades antioxidantes, que neutralizan la acción de los radicales libres. Otra propiedad importante es su capacidad de elevar los niveles de glutación, nuestro principal medio de defensa antioxidante y efectivo supresor de la inflamación crónica.

Los flavonoides son también eficaces tónicos antiinflamatorios, debido a sus efectos sobre las enzimas ciclooxigenasas. Las enzimas COX–1 intervienen en la salud del estómago, los riñones y la función de las plaquetas sanguíneas, al tiempo que protegen las paredes de los intestinos. Las enzimas COX–2 provocan dolor e inflamación.

Una forma de reducir la inflamación activa consiste en «inhibir» las enzimas COX. La aspirina, el ibuprofeno y otros medicamentos antiinflamatorios no esteroidales inhiben tanto la enzima COX–1 como la COX–2. Y esto es algo negativo, pues los efectos de las enzimas COX–1 son beneficiosos. Por otro lado, los antiinflamatorios no esteroidales nos hacen más susceptibles a las hemorragias y a las úlceras pépticas, ¡algo que mata cada año a más de 100.000 personas en Estados Unidos! Los flavonoides no tienen efectos secundarios, puesto que únicamente inhiben la producción de enzimas antiinflatorias COX–2.

Encontramos inhibidores de COX–2 en una gran variedad de plantas que alivian el dolor, y en especial el jengibre y la cúrcuma. Otros flavonoides corrientes denominados quercetina y miricetina, que se encuentran en alimentos como las alcaparras, el eneldo, el hinojo, el trigo sarraceno, el polen de abeja, las cebollas, el cebollino, el perejil y el colinabo, son también potentes inhibidores de la enzima COX–2 y en muchos casos han resultado tan eficaces como los medicamentos que se expenden en las farmacias.

Los flavon–3–ol: protección total

En 1535, los marineros que participaron en la expedición que llevó a cabo el explorador francés Jacques Cartier en Canadá cayeron gravemente enfermos. Contrajeron una enfermedad degenerativa de los tejidos conjuntivos a causa de la típica dieta alimentaria que se seguía en los barcos por aquel entonces: carne seca y galletas. Les salvaron los nativos, quienes les aconsejaron tomar unas infusiones hechas con la corteza un pino autóctono.

En la década de 1930, se identificó el componente de lo que hoy en día llamamos vitamina C como nutriente vegetal capaz de tratar el escorbuto y se le dio el nombre de ácido ascórbico (que significaba «antiescorbuto»). Sin embargo, a los científicos que estudiaron la curación de los tripulantes de Cartier, las ínfimas cantidades de vitamina C que contenía la corteza de aquel pino les parecieron insuficientes para explicar la fulgurante recuperación de unas personas atacadas por el escorbuto. En realidad, no había sido el contenido en vitamina C de las infusiones que tomaron aquellos hombres, sino más bien un tipo de antioxidantes denominados polifenoles flavon–3–01 que se encontraban en dicha corteza.

Y es también la familia de los flavon–3–01 la que convierte el té verde en algo tan saludable. Se trata de unos compuestos que proporcionan también extraordinarias propiedades antioxidantes a las bayas, las granadas, las manzanas, el vino tinto y las uvas.

Los flavon–3–01 destacan en cuatro importantes tareas en el campo de la prevención:

1. Protegen contra la peligrosa oxidación del colesterol LDL (malo), un factor clave en la formación de placa en las arterias.
2. Neutralizan los radicales libres responsables del estrés oxidante general, la principal fuerza que se halla detrás de la inflamación.
3. Bloquean el deterioro genético y celular que puede conducir al cáncer e inhiben el desarrollo de los tumores.
4. Bloquean el envejecimiento de la piel provocado por los rayos de sol.

La familia de los flavon–3–ol está compuesta por las antocianinas y las PCO.

Las antocianinas

Las antocianinas son pigmentos antioxidantes que proporcionan su color rojizo a las manzanas, las bayas, las uvas negras (y al vino tinto), la col roja, la berenjena y las hojas en otoño. Las bayas de saúco y una fruta amazónica llamada açaí son las principales fuentes de antocianinas. Entre otras importantes fuentes de antocianinas antioxidantes cabe citar el té blanco, el té verde, el té negro, las grosellas negras, los arándanos, las moras, las frambuesas, las cerezas, las fresas, las habas, las manzanas rojas, los albaricoques, la col roja y el trigo sarraceno. Los ensayos llevados a cabo en animales de laboratorio demuestran que las antocianinas proporcionan una gran variedad de beneficios para la salud:

- Protegen contra el cáncer al inhibir la inflamación, las alteraciones en las células y el desarrollo de los tumores.
- Reducen el envejecimiento del cerebro y refuerzan la memoria.
- Ayudan a evitar la degeneración macular, principal causa de ceguera en las personas de más de sesenta y cinco años.
- Reducen la oxidación del colesterol LDL y también la agregación plaquetaria (coágulos), dilatan los vasos sanguíneos y mejoran el funcionamiento general del corazón.
- Estimulan la producción de eicosanoides para reducir la inflamación.

El té blanco

El término té blanco designa un té que ha sufrido un mínimo procesado (se ha secado al aire y prácticamente no se ha oxidado). De todos los tipos de tés (verde, negro y blanco), los blancos contienen los niveles más altos de antocianinas. Con los tés blancos se debe preparar una infusión con agua caliente rozando el punto de ebullición (74 ºC) durante cinco o seis minutos. Con ello se asegura todo su aroma y un mínimo de cafeína, es decir, entre 5 y 10 mg por taza, cuanto el té verde contiene 20 mg y el té negro entre 40 y 50 mg.

Las PCO

Las PCO (proantocianidinas oligoméricas) se encuentran concentradas en las semillas y capas exteriores de una serie de plantas que, por desgracia, suelen llegarnos sin cáscara. Ello explica por qué las principales fuentes de PCO son los extractos de semilla de uva, los de bayas, los de vino tinto y los de corteza de pino (picnogenol). Las PCO nos ofrecen todas las ventajas relacionadas con las antocianinas y además poseen unas extraordinarias virtudes en el campo de la prevención y el terapéutico:

- Tienen unos inigualables efectos antioxidantes; resultan dieciocho veces más eficaces que la vitamina C y cincuenta veces más efectivas que la vitamina E.
- Regeneran la capacidad antioxidante de las moléculas de la vitamina C y E, agotadas a raíz de la actividad de desgaste de los radicales libres. Esto explica por qué algunos investigadores han dado el nombre de vitamina C2 a las PCO.
- Constituyen importantes agentes antiinflamatorios.
- Fomentan la salud de la piel evitando la glicación (glicación = arrugas).
- Contribuyen en la prevención del cáncer e incluso son capaces de eliminar células cancerosas en las mamas, el pulmón y el estómago.
- Mantienen fuertes los vasos sanguíneos: desde 1950, los médicos europeos recetan a sus pacientes productos a base de PCO para tratar enfermedades relacionadas con el debilitamiento de los capilares.
- Podrían prevenir y tratar infecciones urinarias.
- Estimulan la salud cardíaca.

La uva y el cacao

El zumo de uva negra –importante fuente de flavon–3–ol– tiene el triple de antioxidantes que los zumos de naranja, pomelo y tomate, que extraen sus virtudes antioxidantes de los carotenoides y los flavonoides. Un vaso de 250 ml de zumo de uva posee el mismo contenido de antioxidantes que una ración entera de fruta o verdura con los colores del arco iris.

La uva también posee un alto contenido en resveratrol, un potente anticancerígeno, especialmente indicado para tener un corazón sano.

El cacao en polvo en también muy rico en antioxidantes tipo flavon–3–ol. En efecto, contiene dos veces más antioxidantes que el vino tinto y cinco veces más que el té verde. Podemos disfrutar de sus virtudes tomando pequeñas cantidades de vez en cuando, con la mínima cantidad de edulcorante añadido que lo convierta en agradable al paladar.

Los superantioxidantes

Uno de los descubrimientos más emocionantes en el campo de la prevención del cáncer fue el de las crucíferas, hortalizas como el brécol, la col rizada, las coles de Bruselas, la coliflor y la col, que contienen unos importantes fitonutrientes anticancerígenos denominados indoles y glucosinolatos. Efectivamente, los estudios llevados a cabo en amplias capas de la población demuestran que, gramo por gramo, las propiedades anticancerígenas de las crucíferas son superiores a las de otras hortalizas y frutas, incluyendo las que contienen unos niveles superiores de antioxidantes.

Las granadas, el brécol y los arándanos

Merecen una mención especial estos tres alimentos de vivos colores, pues poseen unas propiedades antioxidantes y antiinflamatorias superiores a la media y un impacto positivo sobre los péptidos.

Las virtudes preventivas de la granada

La granada es una de las primeras frutas que cultivó el hombre. Los testimonios históricos apuntan que el ser humano empezó a plantar granados entre el 4000 y el 3000 a. C. Algunos historiadores consideran que la manzana que hizo célebres a Adán y Eva en el Paraíso era en realidad una granada. A lo largo de la historia, esta deliciosa fruta de atractivo color ha sido venerada como símbolo de salud, fertilidad y renovación. En muchas versiones medievales del mito del unicornio, el granado al que se asocia el animal representa la vida eterna, y ciertas culturas creen que dicha fruta posee poderes curativos de raíz profunda y mística. Hoy en día, la ciencia demuestra que nuestros antepasados no se equivocaban.

Hay que considerar el zumo de granada como alimento arco iris por excelencia, rico en flavon–3–01. Siempre recomiendo comer la fruta o la verdura enteras en lugar de tomar su zumo, pues en este normalmente falta parte de su fibra o los antioxidantes del alimento, pero en el caso de la granada, teniendo en cuenta su perfil terriblemente antioxidante, el zumo elaborado con extracto no azucarado tiene las mismas virtudes que la fruta entera, y nos ahorra ir sacando granito a granito las innumerables semillas de esta fruta que hizo las delicias de nuestros ancestros.

Prevenir el cáncer

A pesar de que no sean tan populares (o no los tengamos tan al alcance) los brotes de brécol nos proporcionan incluso más glucosinolatos anti-cancerígenos (entre diez y cien veces más) y antioxidantes por peso que el brécol que ha alcanzado la madurez. Además, estos brotes contienen un alto contenido en glucorafanina, substancia que estimula el sistema de defensa antioxidante del organismo. Un estudio llevado a cabo con animales y publicado en 2004 por la Academia Nacional de las Ciencias demostraba que una alimentación en la que se incluyan brotes de brécol ricos en glucorafanina ayuda a reforzar el sistema de defensa antioxidante, disminuye la inflamación, reduce la tensión sanguínea y mejora el sistema cardiovascular en tan solo catorce semanas.

El azul para mejorar el equilibrio y la función cerebral

A menudo nos sorprende lo que descubrimos sobre los alimentos. Tomemos por ejemplo los arándanos. ¿Quién imaginaría que esta minúscula fruta es uno de los mejores alimentos que existen? Pues es cierto.

Los arándanos son buenos para el cerebro (es decir, la plaza ya no la tiene solo reservada el pescado). Hasta hace muy poco se creía que el descenso de la función cerebral, tanto en el plano cognitivo como motriz, era algo inevitable e irreversible. Pensemos en los problemas de equilibrio, una señal evidente del envejecimiento.

Una persona joven normalmente se sostiene sobre una pierna, incluso cerrando los ojos, durante mucho más tiempo que otra de más edad, quien empieza a balancearse y al cabo de poco ve la necesidad de poner el pie que había levantado en el suelo para evitar una caída.

Todos mantenemos la postura corrigiendo de forma automática cualquier movimiento oscilatorio; pero al envejecer, las señales neuronales se transmiten de forma más lenta y perdemos el equilibrio con más facilidad. Resulta que una dosis diaria de arándanos constituye el único tratamiento conocido para frenar, al envejecer, el deterioro de la función motriz.

Las substancias fitoquímicas que contienen los extractos de arándanos al parecer aceleran la comunicación neuronal. Las neuronas que aprovechan las virtudes de los arándanos se comunican entre sí con más facilidad. Los elementos fitoquímicos presentes en los arándanos previenen la muerte de las células y la reducción del factor de crecimiento de los nervios.

Los arándanos permiten al cuerpo liberar una mayor cantidad de dopamina, un neurotransmisor vigorizante y estimulante. Nos protegen también contra la pérdida de células de dopamina producida normalmente al envejecer. Como quiera que aumenta la producción de energía en el cerebro y protege nuestra función cerebral, la dopamina ejerce un efecto antienvejecimiento de una importancia capital. Y, ya que la dopamina disminuye con la edad, los arándanos se convierten en un alimento aún más importante a medida que vamos envejeciendo.

Superalimentos

Ahora que hemos llenado la cesta de la compra con alimentos sanos, de los colores del arco iris, probablemente estaremos dispuestos a meternos en la cocina. Pero un momento: tal vez nos apetezca añadir algún otro producto antes de confeccionar los menús. Al presentar estos diez superalimentos, me propongo ayudar al lector a adquirir unos hábitos alimentarios que le ayudarán a reforzar las virtudes antiinflamatorias de los péptidos, a mejorar su sistema inmunitario y a conseguir una piel radiante al tiempo que disfruta de una envidiable salud.

Evidentemente existen más de diez «superalimentos». En efecto, entran en esta categoría casi todas las frutas y verduras de vistosos colores, y lo hacen también los frutos secos, las legumbres, las semillas y las plantas aromáticas y especias de múltiples colores. Podríamos escribir páginas y más páginas sobre las virtudes de cada uno de estos superalimentos.

Hemos seleccionado estos diez por su relación directa entre cerebro y belleza. Se trata de unos alimentos con alto contenido en ácidos grasos esenciales (AGE), antioxidantes o fibra, o bien, como en el caso del açaí, ¡rico en los tres elementos! Hemos incluido también determinados alimentos que han demostrado su capacidad a la hora de regular el índice de azúcar en la sangre, un factor de una importancia extraordinaria para todos los que pretenden frenar el proceso del envejecimiento y prevenir la diabetes, la obesidad, las arrugas y un sinfín de enfermedades degenerativas.

A pesar de que muchos de estos alimentos nos proporcionan beneficios terapéuticos, hay que tener siempre presente que, si se produce cualquier problema de salud, da igual el síntoma físico que sea, jamás hay que autodiagnosticarse o automedicarse, ni siquiera mediante un alimento o una planta medicinal. En el campo de la salud, tenemos que depositar nuestra confianza en el profesional que nos atiende. De todas formas, los diez superalimentos que se incluyen en este capítulo nos brindan importantes efectos beneficiosos para la salud. En la siguiente lista que encontraremos algunas de las razones que nos han movido a incluirlos en la dieta cotidiana:

- Previenen o reducen la inflamación.
- Ayudan a regular el metabolismo y a quemar grasa corporal.
- Disminuyen el índice total de colesterol.
- Reducen la tensión sanguínea.
- Contribuyen en la protección contra las enfermedades cardíacas.
- Contribuyen en la protección de los órganos contra las toxinas.
- Fomentan la salud del aparato digestivo.

El açaí: la fruta energética de la naturaleza

Puede parecer raro empezar la lista de superalimentos con una fruta de la que probablemente algunos ni siquiera han oído hablar. Pero una serie de estudios ha demostrado que esta pequeña baya es uno de los alimentos más nutritivos y energéticos del mundo. El açaí procede de una palmera muy especial del Amazonas. Se recoge en las selvas húmedas de Brasil y tiene un sabor a medio camino entre el de las frutas del bosque y el del chocolate. En su extraordinario pigmento morado se encuentra la magia que convierte a esta fruta en la fuente perfecta de energía de la naturaleza. El açaí contiene una gran cantidad de antioxidantes, aminoácidos y ácidos grasos esenciales. Es probable que no encontremos el açaí en los puntos donde solemos hacer la compra, pero sí estará en forma de zumo en tiendas especializadas de alimentación natural y selecta. Se ha comercializado también un nuevo producto elaborado a base de pulpa de açaí sin edulcorantes, y este es el que recomiendo en especial.

La pulpa de açaí contiene:

- Una importante concentración de antioxidantes que ayudan a combatir el envejecimiento prematuro, con diez veces más antioxidantes que la uva negra y entre diez y treinta veces la cantidad de antocianinas del vino tinto.
- Un conjunto de grasas monoinsaturadas (saludables), fibra alimenticia y fitoesteroles, que trabajan en sinergia para conservar la salud cardiovascular y del sistema digestivo.
- Un complejo casi perfecto de aminoácidos esenciales, junto con importantes minerales, vital para la musculación.

El contenido en ácidos grasos del açaí es parecido al del aceite de oliva, y es rico en ácido oleico monoinsaturado. Es importante el consumo de ácido oleico por una serie de razones. Ayuda a los aceites omega–3 del pescado a penetrar en la membrana celular y así esta aumenta en flexibilidad.

Cuando la membrana celular conserva su elasticidad, las hormonas, los neurotransmisores y los receptores de insulina funcionan con más eficacia. Es algo especialmente importante, pues un alto nivel de insulina crea un estado inflamatorio y, como bien sabemos, la inflamación está vinculada al envejecimiento.

La familia allium

Si el açaí es el alimento más exótico de esta lista, los alimentos de la familia de los Allium probablemente sean los más humildes. El ajo, la cebolla, el puerro, la cebolleta, el chalote y el cebollino contienen unos flavonoides que estimulan la producción de glutatión, el tripéptido con mayor poder antioxidante del hígado. El glutatión fomenta la eliminación de las toxinas y las substancias carcinógenas y ello sitúa a la familia de los Allium en los puestos principales de la lista de alimentos con capacidad de prevenir el cáncer. He aquí unas cuantas virtudes que nos ofrece esta familia.

El ajo

- Reduce el índice total de colesterol (y genera sin embargo un aumento del colesterol HDL o «bueno»).
- Reduce el riesgo de arteriosclerosis (endurecimiento de las arterias).
- Reduce la tensión sanguínea.
- Reduce el riesgo de coágulos en la sangre (causantes de la mayor parte de apoplejías y ataques al corazón).
- Destruye los virus y las bacterias que provocan infección.
- Reduce el riesgo de contraer determinados tipos de cáncer, en particular el de estómago.
- Aumenta la producción de «células asesinas naturales» en la sangre para luchar contra los tumores y las infecciones.
- Ayuda a combatir ciertas enfermedades neurológicas, como el Alzheimer.
- Al reducir las toxinas del organismo, mejora el proceso de desintoxicación.

Para obtener unos efectos óptimos, consumiremos el ajo crudo. Su cocción puede destruir algunos de sus compuestos, como la alicina, elemento activo del ajo.

La cebolla

- Inhibe el desarrollo de las células cancerosas.
- Provoca un aumento del colesterol HDL (en especial, cruda).
- Reduce el índice global de colesterol.
- Estimula la actividad encaminada a la disolución de los coágulos.
- Ayuda a prevenir los resfriados.
- Estimula el sistema inmunitario.
- Reduce los niveles de azúcar en la sangre en los diabéticos.
- Posee propiedades antibacterianas y antifúngicas.

- Reduce el riesgo de contraer determinados cánceres.
- Ayuda a aliviar los problemas de estómago y otros trastornos gastrointestinales.

La cebolla contiene dos importantes elementos antioxidantes, el azufre y la quercetina. Los dos ayudan a neutralizar los radicales libres y a proteger las membranas del organismo contra el deterioro.

El puerro

El puerro posee las mismas propiedades beneficiosas de los demás componentes de la familia de los Allium descritas anteriormente. Pero además posee los siguientes nutrientes:

- Vitamina B6
- Vitamina C
- Folato
- Manganeso
- Hierro
- Fibra

Esta combinación específica de nutrientes convierte el puerro en un alimento capaz de estabilizar el azúcar en la sangre, ya que no solo contribuye a frenar la absorción de azúcares en el sistema digestivo, sino que también vela para que el organismo los metabolice de forma correcta. No hay que olvidar que la estabilización del azúcar en la sangre es uno de los principales objetivos de la promesa de la eterna juventud. Cuando se dispara el índice de azúcar, se acelera el envejecimiento, la formación de arrugas y el desarrollo de un gran número de enfermedades degenerativas.

Todos sabemos que la cebolla y el ajo confieren un delicioso aroma a las comidas. Si encima les añadimos puerro, pasaremos de lo delicioso a lo sublime. El puerro resulta una delicia con pescados como el fletán, con pollo y también en sopas de pescado y de ave.

La cebada

Uno de los cereales más antiguos que hoy en día han dejado a un lado quienes marcan las pautas gastronómicas en el mundo. Sin embargo, además de tener un aroma extraordinario y una gran versatilidad, la cebada es uno de los productos que nos ofrecen mayores ventajas en el campo de la salud.

Podemos prepararla como cereal en el desayuno, en sopas y guisados y también como sustituto del arroz en platos como el risotto. La cebada, aparte de contener un índice glicémico casi insignificante, posee gran cantidad de fibras solubles e insolubles. Las fibras solubles permiten al organismo metabolizar las grasas, el colesterol y los hidratos de carbono y reducen los niveles de colesterol en la sangre. Las grasas insolubles —denominadas comúnmente fibras— fomentan el buen funcionamiento del sistema digestivo y reducen el riego de contraer cánceres que lo afecten, como el de colon.

Las fibras alimenticias son importantísimas para nuestra salud, y sin embargo en nuestra sociedad moderna pocos llegan a consumir la cantidad diaria que se recomienda. Muchos expertos consideran que una excelente salud empieza en el colon, y sin un aporte de fibra suficiente en la dieta cotidiana se corre el riesgo de contraer un gran número de enfermedades, desde hemorroides hasta cáncer de colon.

La fibra que presenta la cebada proporciona alimento a las bacterias beneficiosas que se encuentran en el intestino grueso, algo que tiene una gran importancia, pues estas bacterias «buenas» pueden superar en número a las que provocan enfermedades en los intestinos, con lo cual mejora nuestra salud para contrarrestar las alteraciones.

Podemos encontrar la cebada bajo formas distintas, todas ellas igual de nutritivas. No obstante, la que mantiene su cáscara (la fibra) es más rica en distintos elementos y nutrientes que otras formas de presentación, por ejemplo la cebada perlada o la escocesa.

Si tomamos cebada integral con regularidad conseguiremos:

- Reducir los niveles de colesterol en la sangre.
- Proteger el organismo contra el cáncer, ya que su alto contenido en fibra permite acelerar el paso de los alimentos por el sistema digestivo, y porque representa una importante fuente de selenio, substancia que se ha demostrado que reduce de forma significativa el riesgo de contraer cáncer de colon.
- Conseguir una importante aportación de niacina, la vitamina B cardioprotectora.
- Disminuir el ritmo de la digestión del almidón, lo que facilita la estabilización de los niveles de azúcar en la sangre.
- Obtener unas altas concentraciones de tocotrienoles, una forma superior de vitamina E.
- Conseguir lignanos, substancias fitoquímicas con propiedades antioxidantes. Las mujeres que consumen lignanos (presentes también en elevados niveles en las semillas de lino) son menos propensas a desarrollar cáncer de mama.

Los alimentos verdes

Cuando hablamos de «alimentos verdes» no nos referimos a los pertenecientes al verde en la clasificación del arco iris del capítulo anterior, sino de un grupo de alimentos que comprende los brotes jóvenes de cereales como la cebada y el trigo, así como las algas verdiazules. En el ámbito nutricional, los alimentos verdes son primos hermanos de las hortalizas de hoja verde oscura, si bien nos ofrecen una mayor densidad de nutrientes. Dicho de otra forma, cien gramos de estos alimentos verdes concentrados contienen más fitonutrientes benéficos que cien gramos de hortalizas de hoja verde oscura.

Los resultados de un gran número de estudios experimentales demuestran que los alimentos verdes proporcionan importantes efectos sobre el colesterol, la tensión sanguínea, la respuesta inmunitaria y la prevención del cáncer. Dichos efectos se atribuyen en parte a su alta concentración en clorofila.

La clorofila, substancia fitoquímica que proporciona a las hojas, las plantas y las algas su tono verde, es el equivalente vegetal de los glóbulos rojos, encargados de transportar el oxígeno al organismo. El consumo regular de clorofila inhibe las bacterias portadoras de enfermedades y ejerce un efecto terapéutico sobre el mal aliento y los olores internos.

Los brotes de trigo y cebada

Los brotes jóvenes de los cereales –en especial del trigo y la cebada– se distinguen por su brillante tono verde esmeralda. Antes de la Segunda Guerra Mundial, en las farmacias de todo el país –pero sobre todo en las de los estados del Medio Oeste, pertenecientes al cinturón cerealístico– se vendían tabletas de hierba seca de trigo o cebada a modo de suplemento vitamínico. Hoy en día, los brotes de trigo y cebada se secan y se convierten en polvo para elaborar los suplementos alimentarios o bien se transforman en zumo cuando se recogen frescos.

En el primer estadio de su crecimiento, las plantas del trigo y la cebada se parecen más en su composición a las hortalizas que a los cereales. Es importante precisarlo, pues, a pesar de que desaconsejo comer trigo y productos elaborados a partir de este cereal, considero que los brotes tiernos de esta planta constituyen una aportación excelente a la dieta.

El perfil nutritivo de los brotes verdes de los cereales cambia con gran rapidez a medida que la planta crece. En este proceso, su contenido en clorofila, proteínas y vitaminas desciende en picado, al tiempo que aumenta su contenido en celulosa (fibra indigesta). Después de unos meses, las verdes plantas de los cereales se convierten en una masa de color ámbar en las que encontramos las espigas que se recogen para elaborar la harina, un alimento pernicioso para la salud y proinflamatorio.

A escala nutricional, existe muy poca diferencia entre los brotes de trigo y los de cebada, aunque es importante precisar que los de cebada neutralizan los radicales libres y por ello reducen la inflamación y el dolor, mientras que los de trigo contienen P4D1, una «glucoproteína» antioxidante que disminuye la inflamación. También se cree que ayuda al organismo a atacar las células cancerígenas.

Podemos encontrar los brotes de cereales en forma de polvo o de comprimidos. Los brotes deshidratados resultan más fáciles de manipular que los frescos, que deben transformarse a la fuerza en zumo. Hay que tener en cuenta, sin embargo, que el zumo de los brotes frescos contiene unas saludables enzimas que no encontramos en los que se han convertido en polvo, y es probable que nos brinde también más fitonutrientes.

Muchos bares especializados en zumos y establecimientos de alimentación sana ofrecen este tipo de zumos.

Las algas verdiazules: espirulina, clorela y otras

Las algas conocidas como verdiazules son plantas unicelulares que podemos adquirir en establecimientos de alimentación natural. Son fuentes de proteínas, clorofila, carotenoides antioxidantes, vitaminas, minerales y fitonutrientes con múltiples virtudes para la prevención de las enfermedades. Existen distintos tipos de algas verdiazules y las más populares son la espirulina y la clorela.

Las investigaciones actuales, a pesar de demostrar deficiencias en ciertos aspectos, sugieren que las algas verdiazules producen unos efectos preventivos importantes, tal vez únicos, probablemente a raíz de su contenido en polisacáridos, antioxidantes, ácidos nucleicos y péptidos. Entre otras virtudes de la espirulina y la clorela, cabe citar:

- Ayudan a aliviar las alergias, como en el caso de la fiebre del heno.
- Ayudan a proteger el hígado contra las toxinas.
- Reducen la presión sanguínea y el colesterol.
- Ayudan a controlar los síntomas de la colitis ulcerosa.
- Tienen unos extraordinarios efectos antioxidantes y antiinflamatorios.

Las algas verdiazules contienen un alto índice de ácidos grasos esenciales, de antioxidantes fenólicos, clorofila, vitamina B, carotenoides y minerales, como el calcio, el hierro, el magnesio, el manganesio, el potasio y el zinc. Todas ellas, y en especial la espirulina, son también importantes fuentes de ácido gama linoleico (AGL), un ácido graso omega–6 con una serie de propiedades que determinados organismos son capaces de producir y cuya carencia se hace especialmente patente en la dieta estándar de Estados Unidos.

No obstante, hay que precisar ciertos puntos en cuanto a las algas verdiazules. A veces se presentan como importantes fuentes de proteínas. En realidad, si se consumen secas, estas algas contienen relativamente pocas proteínas y hace falta tomar grandes cantidades –lo que representa un alto coste– para obtener de ellas un volumen significativo de proteínas. Se ha dicho también que son ricas en hierro y carotenoides.

Esto puede ser cierto, pero resulta muchísimo más económico obtener el hierro de otras fuentes, como los huevos, las verduras de hoja verde oscura o los suplementos alimentarios; en cuanto a los carotenoides, los que nuestro cuerpo necesita pueden sacarse del salmón y de las frutas y verduras multicolores.

Existen afirmaciones extravagantes sobre el hecho de que las algas verdiazules proporcionan energía y ayudan a perder peso, pero nada por el momento nos induce a creer que estos alimentos quiten el apetito de una forma más efectiva que otras plantas con fibra. Además, ya que determinados tipos de algas verdiazules (como la *Microcystis aeruginosa*) producen unas toxinas denominadas microcistinas, que pueden dañar el hígado y fomentar el desarrollo de tumores, hay que tener cuidado y adquirir únicamente el producto comercializado por firmas conocidas y en los establecimientos que nos merezcan confianza.

El trigo sarraceno o alforfón, semilla, cereal y fuente inagotable de salud

Si bien nos lo presentan normalmente como un cereal, el trigo sarraceno es en realidad la semilla de una planta de hojas anchas que tiene relación con el ruibarbo. A pesar de no ser un cereal propiamente dicho, se usa en la cocina como si lo fuera y sus virtudes superan de largo las del arroz, las del trigo y del maíz, sobre todo teniendo en cuenta que estos tres cereales poseen un alto contenido glicémico y por ello provocan un súbito ascenso en los niveles de azúcar en la sangre, algo que fomenta la inflamación sistémica. El trigo sarraceno, en cambio, se sitúa en los últimos peldaños de la escala glicémica.

Los granos de trigo sarraceno o alforfón con cáscara presentan unos tonos que van del beis al verde, mientras que tostado, conocido como kasha –alimento básico en el este de Europa–, es de color marrón oscuro y tiene un aroma que recuerda el de los frutos secos. El kasha suele prepararse hervido con cebolla, aceite de oliva y perejil, y a veces se combina con avena a partes iguales, preparado que se toma caliente para desayunar y al que se añaden frutas del bosque. Hace más de mil años que se cultiva el alforfón en China, Corea y Japón, donde a menudo se sirve en forma de fideos soba, plato de pasta cada vez más popular en Occidente, saludable sustituto de la pasta de harina.

El trigo sarraceno contiene más proteínas que el arroz, que el trigo, que el mijo y el maíz, y constituye una fuente extraordinaria de lisina y arginina, dos aminoácidos esenciales que los demás cereales contienen en cantidades ínfimas. Su extraordinario contenido en aminoácidos confiere al alforfón la capacidad de multiplicar el valor proteínico de las legumbres y los cereales que se consumen durante el día. Por otra parte, el alforfón no contiene gluten –la fuente de proteínas de los auténticos cereales–, y por consiguiente pueden tomarlo con tranquilidad las personas alérgicas al gluten y los celíacos.

Además, las proteínas del trigo sarraceno presentan unas virtudes únicas para la salud:

- Según estudios recientes, constituye el principal alimento que consigue reducir los índices de colesterol.
- Ayuda a reducir y a estabilizar los niveles de azúcar en la sangre después de las comidas, un factor clave en la prevención de la diabetes y la obesidad.
- Al igual que los medicamentos inhibidores de la ECA prescritos para combatir la hipertensión, las proteínas del trigo sarraceno reducen la actividad de la enzima conversora de la angiotensina (ECA), y por consiguiente, reducen la hipertensión.

¿Por qué el alforfón es mejor que los cereales?

- Más vitaminas y minerales. Si se compara con los verdaderos cereales, el alforfón contiene más minerales, en especial, zinc, cobre y manganeso (entre el 13 y el 89 % del aporte diario recomendado).
- Menos grasas. A diferencia de los auténticos cereales, el exiguo contenido graso del trigo sarraceno está constituido básicamente por ácidos grasos monoinsaturados, el tipo de grasa que encontramos en el aceite de oliva, tan adecuado para mantener la salud del corazón.
- Almidón y fibras más equilibrados. El contenido en fibras de los cereales propiamente dichos (aparte de la cebada) está formado básicamente por fibras insolubles, mientras que una parte importante de las fibras alimenticias del trigo sarraceno son del tipo soluble. Las fibras solubles, como las de la avena, mantienen el corazón sano, reducen el índice de colesterol y también el riesgo de contraer cáncer de colon. Por otro lado, el trigo sarraceno presenta un alto contenido en fécula resistente, substancia que protege el colon y lleva a una disminución de los niveles de azúcar en la sangre.
- Reduce la hipertensión y los índices de colesterol LDL (malo), a la vez que combate la obesidad. Hace poco se demostró que el extracto de alforfón reducía de forma significativa los niveles de glucosa en la sangre en ratas diabéticas, descubrimiento prometedor que a buen seguro llevará a investigaciones similares en seres humanos. Esas virtudes en el campo del azúcar en la sangre se atribuyen a unos compuestos de hidratos de carbono llamados fagopiritoles (especialmente D–dhiro–inositol), de los cuales hasta hoy el trigo sarraceno es la principal fuente.
- Contiene flavonoides beneficiosos para el corazón y el sistema circulatorio. Además de sus claras virtudes nutricio-

nales, el trigo sarraceno se ha considerado tradicionalmente un alimento capaz de «crear» sangre. La ciencia moderna atribuye esta reputación antigua a su alto contenido en polifenoles antioxidantes, en especial el rutino (un bioflavonoide), que refuerza el sistema circulatorio y ayuda a prevenir las hemorragias recurrentes provocadas por el debilitamiento de los vasos sanguíneos, como en el caso de las hemorroides y las varices. Finalmente, el rutino actúa como inhibidor de la ECA y contribuye a reducir la tensión arterial.

El caso de las legumbres

No es casual que las legumbres ocupen dos lugares preeminentes, por ejemplo en la pirámide de la guía alimenticia elaborada por el Departamento de Agricultura de Estados Unidos. En primer lugar porque figuran entre los alimentos más ricos en proteínas, como los huevos, la carne de ave y el pescado, y en segundo lugar porque contienen las mismas vitaminas que las hortalizas con alto contenido en éstas. Las substancias fitoquímicas que presentan las legumbres poseen también virtudes preventivas que no tiene en cuenta dicha pirámide. El poder nutritivo y preventivo de este alimento de múltiples facetas –una categoría que agrupa las judías (frijoles, judías negras, azules y pintas), los garbanzos, la soja, los guisantes secos y las lentejas)– lo convierte en una necesidad diaria en la lucha contra el envejecimiento.

Las legumbres presentan un bajo contenido en grasas (con excepción de la soja), en calorías y en sodio, pero por otra parte son ricas en hidratos de carbono complejos y fibra y además contienen modestas cantidades de ácidos grasos esenciales, principalmente los omega–6 (la soja es la única legumbre que nos aporta un volumen significativo de omega–3). Las legumbres son asimismo una excelente fuente de proteínas y solo hay que combinarlas con cereales, como la cebada o la avena, para obtener todos los aminoácidos necesarios para un aporte completo de proteínas, una solución para los vegetarianos, por ejemplo, que no disponen de otra fuente de proteína en su alimentación.

Las legumbres son muy adecuadas en la lucha contra la diabetes, pues no elevan el nivel de azúcar en la sangre, lo que significa que no provocan el inflamatorio ascenso del nivel de azúcar en la sangre, desencadenante de apetito, que se asocia con los cereales refinados y los productos de pastelería. Las legumbres poseen mucha fibra: 250 g de legumbres cocidas pueden proporcionar 15 g de fibras alimenticias –más de la mitad de la cantidad diaria recomendada (25 g)– y esta fibra pasa lentamente al torrente sanguíneo, proporcionando al cuerpo energía y sensación de saciedad durante un largo período. De todas formas, recomiendo no incluir más de 125 g de legumbres cocidas en cada comida.

Las judías y las lentejas constituyen un alimento básico en muchas cocinas del mundo. Durante miles de años han sido el alimento más nutritivo que ha tenido a mano la humanidad y aún siguen siéndolo. Por otro lado, son productos de una gran versatilidad. Pueden combinarse con hierbas aromáticas y verduras para obtener deliciosas sopas o servirse en ensalada, en puré o como pasta para untar. Los garbanzos y las lentejas también pueden molerse y convertirse en una harina que contiene un alto contenido proteínico y un bajo índice glicémico.

Las virtudes de las legumbres

Las legumbres resultan saludables por una serie de razones, aparte de su contenido en fibras:

- Constituyen una importante fuente de potasio, elemento que ayuda a reducir el riesgo de hipertensión y apoplejía. En Estados Unidos, más del 80 % de la población adulta, por ejemplo, no consume la cantidad de potasio que se recomienda a diario (3.500 mg), cuando 125 g de legumbres contienen 480 mg de potasio y apenas 5 mg de sodio.
- Las legumbres constituyen una importante fuente de ácido fólico, que protege contra las enfermedades cardíacas, pues descompone un aminoácido denominado homocisteína. (Hay que tener en cuenta que 250 g de legumbres cocidas

proporcionan 264 mcg de folato, es decir, más de la mitad del aporte diario recomendado, que es de 400 mcg.) Un alto nivel de homocisteína en la sangre o una cantidad insuficiente de ácido fólico pueden triplicar el riesgo de sufrir un ataque al corazón o una apoplejía. El folato también reduce el riesgo de ciertos tipos de cáncer, pues ejerce un importante papel en la adecuada división celular y en la reparación de las células dañadas.

- Un estudio en el que intervinieron unas 10.000 personas, entre hombres y mujeres, ponía de relieve que quienes comían legumbres como mínimo cuatro veces por semana reducían en un 20 % el riesgo de sufrir enfermedades coronarias. Al parecer, estas virtudes en el campo de la salud no tenían ninguna relación con otros hábitos alimentarios, ya que los ajustes llevados a cabo para tener en cuenta otros factores de riesgo en el campo de las enfermedades cardiovasculares solo modificaron ligeramente la estimación del riesgo.

- Otros estudios demuestran que una dieta con alto contenido en legumbres de lata o secas (entre 150 y 200 g al día) durante dos o tres semanas reduce en un 10 % o más el nivel de colesterol en la sangre, y que puede llegar a reducir un 20 % el riesgo de enfermedad coronaria.

- Las judías y las lentejas poseen las mismas substancias antiinflamatorias y antioxidantes –flavonoides y flavonoles– que encontramos en el té, la fruta, la uva, el vino tinto y el cacao. Los pigmentos rojizos que colorean las judías y las lentejas ejercen una actividad antioxidante cincuenta veces superior a la de la vitamina E, protegen los lípidos de las membranas celulares contra el deterioro producido por la oxidación, estimulan la salud del colágeno y los cartílagos y recuperan las virtudes antioxidantes de las vitaminas C y E una vez han vencido a los radicales libres.

- Los cereales son unas de las principales fuentes alimenticias de las saponinas, elementos químicos que ayudan a prevenir las mutaciones genéticas no deseadas.

Los pimientos picantes o guindillas

Las guindillas pertenecen a un grupo de plantas en el que encontramos desde los populares pimientos verdes o los morrones, con su dulzor característico, hasta el picantísimo pimiento habanero. Cuando Colón probó las pequeñas y picantes guindillas rojas que descubrió en sus viajes por las Antillas creyó que había llegado a la India– de donde los europeos sacaban la pimienta negra– y los llamó pimientos rojos. En efecto, los pueblos autóctonos de las Américas llevaban siete mil años cultivando y comiendo pimientos dulces y picantes. Poco después de que las naves de Colón los hubieran introducido en España, los comerciantes los extendieron por todo el mundo, con lo que se transformaron las cocinas –y las perspectivas en cuanto a prevención de enfermedades– de todos los rincones del planeta, de Marruecos a Hungría y de la India a China.

Los pimientos –ya sean dulces o picantes– pertenecen al género Capsicum, término que procede de la palabra griega *kapto*, que significa «morder».

Todos los pimientos contienen un compuesto denominado capsicinoide. Lo encontramos especialmente concentrado en las auténticas guindillas, que deben su picante –así como sus extraordinarias virtudes antiinflamatorias, analgésicas, anticancerígenas y preventivas– a los elevadísimos niveles de capsicinoides, la forma más corriente de los cuales es la capsicina.

Además de la capsicina, las guindillas o pimientos picantes tienen un alto contenido de carotenos y flavonoides antioxidantes y doble cantidad de vitamina C que los cítricos. Podemos dar más realce al sabor de cualquier plato –sopas, estofados, fritos y salsas– añadiéndoles una pequeña cantidad de guindilla.

Las propiedades saludables de la capsicina

- Alivia el dolor de cabeza. La substancia P es el elemento clave en la transmisión del dolor hacia el cerebro. Efectivamente, la substancia P es el principal mecanismo de que dispone nuestro organismo para producir hinchazón y dolor a través del nervio trigémino, que pasa por la cabeza, las sienes y la cavidad de los senos. Cuando las fibras nerviosas entran en contacto con la substancia P, reaccionan provocando hinchazón, lo que desencadena dolores de cabeza y distintos síntomas en el ámbito de los senos de esta. Las investigaciones han demostrado que, si se toman alimentos que contienen capsicina, puede suprimirse la producción de substancia P. Una serie de pruebas clínicas ha puesto de manifiesto que la capsicina resulta muy efectiva para el alivio del dolor y como prevención contra cefaleas, rnigrañas y sinusitis.
- Alivio contra la artritis. Las personas que sufren artritis suelen presentar altos niveles de substancia P en la sangre, así como en el líquido sinovial que envuelve las articulaciones. La ingestión de alimentos que contienen capsicina —o la aplicación tópica de cremas con este elemento— constituye un alivio para dicha dolencia.
- La capsicina calma la sinusitis. La capsicina posee importantes substancias antibacterianas y resulta muy eficaz para combatir y prevenir las infecciones crónicas de los senos (sinusitis). Esta substancia química completamente natural, capaz de descongestionar las vías nasales como no lo haría ningún otro producto, resulta también útil en el tratamiento de los síntomas alérgicos relacionados con los senos. Incluso se ha demostrado que una pequeña dosis diaria de capsicina puede prevenir la congestión nasal crónica.
- La capsicina como antiinfiamatorio. En los últimos años, los investigadores han descubierto que la capsicina es un

importante antiinflamatorio e incluso han detectado la forma en que combate la inflamación crónica. El núcleo de las células humanas contiene unas substancias químicas denominadas factores de transcripción nuclear (FTN); dos de ellos –la proteína activadora 1 (PA–1) y FN–kappa B– se ha demostrado que tenían una gran importancia en la prevención del cáncer y del envejecimiento prematuro de la piel. Pueden «activarse» cada uno de estos factores mediante rayos ultravioletas y radicales libres, con lo que se provoca una reacción proinflamatoria en cadena que fomenta el envejecimiento prematuro y una amplia variedad de enfermedades degenerativas. El antioxidante ácido alfa lipoico (AAL) es extraordinariamente eficaz a la hora de impedir que estos dos factores FTN desencadenen una cascada proinflamatoria. (Ello explica por qué utilizo mucho el AAL en la preparación de los tratamientos tópicos y lo recomiendo como suplemento alimentario.) Y resulta que la naturaleza nos ofrece otros muchos bloqueadores de FTN, entre los que cabe citar la capsicina de las guindillas y el pigmento amarillo de la cúrcuma: la curcumina.

- Alivio gástrico. Un estudio reciente sobre trastornos gástricos realizado por investigadores de la Universidad Duke demostraba que la capsicina podría llevar al descubrimiento de un remedio contra determinadas enfermedades intestinales. El equipo de Duke descubrió que existe un receptor de células nerviosas que ejerce una función clave en el desarrollo de la enfermedad inflamatoria intestinal (EII), término general que se aplica a una amplia variedad de trastornos crónicos relacionados con la inflamación intestinal, que provocan retortijones, dolor y diarrea. No se conoce la causa de la EII y se considera que tan solo en Estados Unidos hay más de dos millones de personas que la padecen.

- La capsicina contra el cáncer. Una serie de estudios recientes ha demostrado que la capsicina podría incluso prevenir el desarrollo de determinados tipos de cáncer. Ciertas pruebas específicas llevadas a cabo en Japón y China han puesto de manifiesto que la capsicina natural inhibe el crecimiento de las células leucémicas. A pesar de que en dichas pruebas clínicas se utilizó capsicina pura inyectada directamente en las células enfermas aisladas en el laboratorio, los científicos concluyeron de todas formas que el consumo diario de pimientos picantes (es decir, que contengan capsicina) podría evitar algunos tipos de cáncer. En toda América del Sur se registran índices bajos de cáncer de intestinos, estómago y colon, en comparación con los de Estados Unidos. Los expertos en medicina asocian estos bajos índices al mayor volumen de capsicina en la dieta, puesto que prácticamente todos los platos que consumen contienen alimentos con capsicina, en especial pimientos jalapeños o de cayena. Evidentemente, hay que tener en cuenta también que estas poblaciones consumen a diario legumbres con alto contenido en fibra.

- La capsicina para quemar grasas. La capsicina es un ingrediente activo en muchos de los suplementos para «quemar grasas» más populares del mercado. Como agente termogénico, colabora en el aumento de la actividad metabólica y presta ayuda al organismo para quemar calorías y grasas. Desde que la Food and Drug Administration (FDA) de Estados Unidos prohibió la venta de efedra, los fabricantes de suplementos buscan un ingrediente termogénico que pueda sustituirla, y muchos han optado por añadir pimentón picante a sus mezclas. Si bien la capsicina reproduce algunos de los efectos metabólicos de la efedra, no es tan nefasta como esta planta por lo que se refiere a frecuencia cardíaca. En realidad, la capsicina es un suplemento que mantiene la salud cardíaca.

Los frutos secos y las semillas

Si deseamos reducir de forma drástica el riesgo de contraer cáncer, enfermedades cardíacas y diabetes, controlemos nuestro peso sin pasar hambre y reduzcamos los signos visibles del envejecimiento, como las arrugas y la falta de tersura en la piel. Para ello recomiendo lanzarse a los frutos secos.

Veamos cómo:

- Cuando, entre comidas, nos apetece comer algo, podemos saborear un puñado de frutos secos crudos, sin sal. Es un alimento que, además de ser muy saludable, sacia.
- Podemos añadir frutos secos a las comidas normales: una cucharada de almendras picadas en las gachas de avena del desayuno, otra de nueces en la ensalada de la hora de comer o preparar un filete de salmón con costra de almendras Los frutos secos se prestan a todo tipo de preparación; pueden sustituir la harina y el pan rallado, y con ello ganamos en sabor y en ventajas para la salud. De todas formas, como en todo, debemos utilizar los frutos secos con moderación.

Los frutos secos, las semillas y la salud del corazón

Unos estudios en los que participaron más de 220.000 personas demostraron que una alimentación rica en frutos secos reduce el riesgo de padecer enfermedades cardíacas, la principal causa de mortalidad tanto en hombres como en mujeres en Estados Unidos. Es algo que no tendría que extrañarnos, pues los frutos secos contienen importantes substancias antioxidantes y antiinflamatorias, y las enfermedades cardíacas, al igual que otras muchas, son enfermedades inflamatorias.

Reflexionemos, por ejemplo, sobre estos descubrimientos:

- En un célebre estudio, se hizo un seguimiento a más de 30.000 miembros de la Iglesia Adventista del Séptimo Día durante un período de doce años. Los resultados mostraron que incluso entre los miembros de esta comunidad, que llevan una vida sana y son mayoritariamente vegetarianos, quienes comían frutos secos como mínimo cinco veces por semana disminuían en un 48% el riesgo de morir a raíz de una enfermedad coronaria, en comparación con los que únicamente tomaban este alimento una vez por semana. Y también reducían en un 71% el riesgo de padecer una crisis cardíaca sin resultado de muerte.

- Un estudio en el que participaron más de 3.000 hombres y mujeres afroamericanos demostraba que quienes consumían más de 250 g de frutos secos semanales reducían en un 44% el riesgo de muerte por enfermedad coronaria, en comparación con los que tomaban menos de 30 g semanales.

- Los resultados de un estudio realizado durante catorce años sobre la salud de 86.000 enfermeras demostraron que las que consumían 175 g de frutos secos a la semana reducían en un 35% el riesgo de sufrir enfermedades coronarias, en comparación con las que tomaban 30 g al mes. Se observaron las mismas reducciones en cuanto a riesgo de muerte a partir de enfermedades coronarias y crisis cardíacas no mortales. Otro estudio llevado a cabo durante diecisiete años con más 21.000 médicos demostraba que los que consumían frutos secos como mínimo dos veces por semana reducían en un 53% el riesgo de muerte por ataque cardíaco, en comparación con quienes consumían estos productos muy de vez en cuando. No se observó una disminución significativa del riesgo de crisis cardíaca sin resultado de muerte o de muerte no súbita a causa de enfermedades coronarias.

Los frutos secos ayudan a mantener la salud del corazón por su extraordinario contenido en proteínas, grasas, esteroles y vitaminas:

- Proteínas saludables para el corazón. La mayoría de frutos secos son ricos en arginina, un aminoácido que reduce los índices de colesterol y, como precursor del óxido nítrico, dilata los vasos sanguíneos, disminuyendo así la tensión arterial y el riesgo de padecer angina de pecho, insuficiencia cardíaca congestiva y ataque al corazón.

- Grasas saludables para el corazón. La mayor parte de materias grasas de los frutos secos son ácidos grasos omega–3 y omega–6 poliinsaturados, que bajan los niveles de colesterol en la sangrc. Un sinfín de ensayos clínicos han demostrado que las almendras, las avellanas, las nueces de macadamia, los cacahuetes, las pacanas, los pistachos y las nueces reducen el índice total de colesterol y el colesterol LDL en las personas que presentan índices entre normales y elevados de esta substancia. Además, los componentes grasos de los fitoesteroles de los frutos secos inhiben la acumulación de grasa en las paredes arteriales, causantes de la angina de pecho, la apoplejía y los ataques al corazón.

- Vitaminas saludables para el corazón. La vitamina E –un antioxidante que abunda en las almendras– ayuda a evitar la oxidación del colesterol que lleva a la acumulación de grasa en las arterias. El folato de la vitamina B, que encontramos en una serie de frutos secos, reduce los altos niveles de homocisteína en la sangre, un importante pronosticador de las enfermedades cardíacas.

- Minerales saludables para el corazón. Los frutos secos y las semillas en general son ricos en calcio, magnesio y potasio, minerales que sirven para reducir la tensión sanguínea.

- Substancias fitoquímicas saludables para el corazón. La capa que envuelve todos los frutos secos y semillas –como la finísima película marrón que protege las almendras y los cacahuetes– es rica en polifenoles antioxidantes, relacionados también con la reducción del riesgo de contraer enfermedades cardíacas. Los frutos secos y las semillas que han sufrido algún tipo de procesamiento contienen menos cantidad de este tipo de antioxidantes; así pues, siempre que sea posible, compraremos los frutos secos crudos y a granel. Las nueces contienen un volumen considerable de ácido alfa linoleico, ácido graso esencial que protege el corazón y el sistema circulatorio.

Frutos secos y semillas, en pie de guerra contra el cáncer

Las grasas especiales, los polifenoles antioxidantes y las proteínas que convierten los frutos secos en nuestros aliados en la lucha contra las enfermedades cardíacas, nos ayudan también en la prevención del cáncer.

- El ácido fítico es un antioxidante vegetal natural que se encuentra en los frutos secos y las semillas. Sus propiedades colaboran en la conservación de las semillas y, por la misma razón, podrían reducir los índices de cáncer de colon y otras enfermedades intestinales inflamatorias.
- La capa que envuelve todos los frutos secos y las semillas es rica en polifenoles antioxidantes, conocidos por sus efectos de reducción del riesgo de contraer cáncer. Esta es otra de las razones que ha de llevarnos a escoger los frutos secos y las semillas crudos y a granel, y no pelados, envasados y tratados.
- El beta–sitoesterol y el campesterol –dos de los fitoesteroles presentes en la mayor parte de frutos secos– poseen al parecer propiedades que tienden a eliminar tumores en mama y próstata.
- Un aminoácido denominado arginina, abundante en la mayoría de frutos secos– en especial en las almendras– inhibe asimismo el desarrollo de tumores y refuerza el sistema inmunitario.

- Las nueces son especialmente adecuadas por su contenido en ácido elágico, un polifenol antioxidante que combate el cáncer, presente también en las granadas y las frambuesas rojas.
- El selenio, otro factor antioxidante clave, conocido por sus virtudes en el campo de la prevención del cáncer, es particularmente abundante en los coquitos del Brasil.

Semillas que ayudan a adelgazar

Aunque pueda parecer extraño, una dieta que incluya cantidades razonables de frutos secos –alimento rico de por sí en grasas y calorías ayuda a evitar la obesidad e incluso a reducir peso. Un estudio demostraba que las personas que seguían un régimen hipocalórico (un 35 % de calorías) en el que se incluían frutos secos y otras grasas beneficiosas perdían el mismo peso que los que seguían un plan en el que las grasas no representaban más que el 20 % de las calorías. Los investigadores descubrieron también que, en un período de dieciocho meses, el grupo que ingería una cantidad razonable de grasas mantenía con más facilidad el peso que el grupo que ingería muy pocas grasas, probablemente por la tendencia a no experimentar la misma sensación de hambre.

Los frutos secos y las semillas en nuestra dieta

Los frutos secos y las semillas añaden textura y aroma a las ensaladas y a un gran número de recetas. Sin duda, constituyen también un excelente refrigerio. A muchos les gusta extender mantequilla de frutos secos en galletas o frutas. No recomiendo consumir este tipo de mantequillas preparadas en la misma tienda, pues nunca podemos estar seguros de que el molinillo con el que se elaboran esté completamente limpio y por el hecho de que el preparado se expone al aire y a la luz al salir del procesador. En realidad es mejor adquirir mantequillas de frutos secos ya envasadas por alguna firma de alimentación natural que sea de nuestra confianza, que no contenga aceites hidrogenados añadidos. Es bastante fácil prepararlas en casa con un robot: solo hay que añadirle el aceite necesario. Como hemos aconsejado para los frutos secos y las semillas, conservaremos también las mantequillas caseras a base de estos productos en recipientes herméticos en el frigorífico.

Recomiendo una ración de frutos secos o semillas (unos 70 g) todos los días. Por otra parte, además de utilizar el aceite de oliva, es bueno para la salud cocinar con aceite de macadamia, cacahuete, sésamo o colza en lugar de hacerlo con mantequilla, margarina u otras grasas. Ni que decir tiene que habrá que tener en cuenta el sabor particular de cada uno de estos aceites: el de cacahuete resulta ideal para la mayoría de platos asiáticos. Nunca hay que utilizar en la cocina el aceite de lino, el de cáñamo o el de nuez, pues sus delicados ácidos grasos omega–3 se oxidan al exponerse al calor, al aire y a la luz.

Podemos utilizar el aceite de semillas de lino, el de nuez, el de cáñamo y el de oliva para preparar los aderezos de las ensaladas. En la medida de lo posible, compraremos frutos secos, semillas y aceites de cultivo ecológico. Consumidos con moderación, todos los frutos secos y las semillas son saludables: el secreto radica en la variedad.

De todas formas, algunos destacan respecto a los demás por su excepcional composición en ácidos grasos. Recomiendo los frutos secos y las semillas que se presentan a continuación por su mayor contenido en ácidos grasos (monoinsaturados) omega–3 y omega–9. Estos dos ácidos grasos nos ayudan a mantener la salud cardíaca y además son importantes antiinflamatorios. El contenido en ácidos grasos de cada uno de los frutos o semillas que vamos a describir se expresa como porcentaje de su contenido total en grasas. *Nota*: los porcentajes representan una media, puesto que el contenido en ácidos grasos de los frutos secos y de las semillas varía considerablemente según una fuente de datos u otra.

- Los más ricos en ácidos grasos omega–9 monoinsaturados. Nueces de macadamia (50%), pacanas (45%), almendras (42%), avellanas (38%), pistachos (35 %), coquitos del Brasil (32 %), cacahuetes (23 %), semillas de sésamo (21 %). *Nota*: a diferencia de la mayoría de frutos secos, los pistachos constituyen una fuente excelente de carotenoides antioxidantes.

* Los más ricos en ácidos grasos omega–3 poliinsaturados. Semillas de lino (50 %), nueces (8 %), semillas de calabaza (7 %).

Los brotes

Los brotes son un alimento muy nutritivo. Se cultivan, según el lugar, todo el año y constituyen una extraordinaria fuente de proteínas y de vitamina C.

¿A qué llamamos brote?

Se produce un brote cuando una semilla germina y se convierte en verdura u hortaliza. Pueden cultivarse brotes a partir de semillas de verduras, cereales, legumbres, trigo sarraceno y judías. Los brotes presentan variaciones en textura y sabor. Algunos son picantes (los brotes de rábano y de cebolla), otros tienen un sabor más consistente y se usan en general en la cocina asiática (frijol chino), mientras que otros resultan más delicados al paladar (alfalfa) y añaden textura y suavidad a ensaladas y sándwiches.

¿Por qué comer brotes?

Muchas razones nos llevan a incluir los brotes en nuestra alimentación. Al hacernos mayores, disminuye la capacidad de producción de enzimas de nuestro organismo. Los brotes son una fuente concentrada de enzimas vivas y de «fuerza vital», algo que se pierde con la cocción o con alimentos no acabados de recoger en la huerta. Además, y por su alto contenido en enzimas, los brotes son mucho más fáciles de digerir que la semilla o la legumbre de la que proceden. Los brotes resultan tan nutritivos que tienen su propio superhéroe: Sproutman, alias Steve Meyerowitz (www.sproutman.com). La información que se incluye a continuación es de Sproutman y nos proporciona una respuesta amplia a la pregunta: «¿por qué debería comer brotes?, ¿no bastan las frutas y verduras frescas?».

El Instituto Nacional del Cáncer y los Institutos Nacionales de la Salud recomiendan consumir cinco porciones de frutas y verduras todos los días. Para cumplir con dicha norma nos ayudará poder incluir brotes de semillas germinadas en nuestras comidas. Los brotes de alfalfa contienen más clorofila que las espinacas, la col rizada, el repollo o el perejil. Los brotes de alfalfa, de girasol, de trébol y de rábano contienen un 4 % de proteínas. Podemos comparar la proporción con la de las espinacas, que contienen un 3 %, la de la lechuga alargada, con un 1,5 %, la de la lechuga iceberg, con un 0,8 %, e incluso la leche, con tan solo un 3,3 %... La carne contiene un 19 % y los huevos, un 13 % (pero un 11 % de materia grasa) ... Los brotes de soja contienen doble cantidad de proteínas que los huevos y solo una décima parte de su contenido en materia grasa ... Los brotes de rábano contienen 29 veces más vitamina C que la leche (29 mg contra 1 mg) y 4 veces más vitamina A (391 U1 contra 126).

La alfalfa, el rábano, el brécol, el trébol y la soja germinados contienen elevadas concentraciones de substancias fitoquímicas (compuestos vegetales) capaces de protegernos de las enfermedades. La canavanina, un aminoácido presente en la alfalfa ha demostrado poseer virtudes de resistencia contra el cáncer de páncreas, de colon y la leucemia. Los estrógenos vegetales que contienen estos brotes ejercen una actividad parecida a la del estrógeno humano, pero sin efectos secundarios. Mejoran la formación y la densidad de los huesos y previenen contra sus roturas (osteoporosis). Resultan eficaces en el control de los sofocos, los síntomas de la menopausia, el síndrome premenstrual y los tumores fibroquísticos de mama. Además de contener un alto índice de glucosinolatos y de isotiocianatos, los brotes de brécol son ricos en glucorafanina, una substancia que refuerza los sistemas de defensa contra la oxidación de nuestro organismo. Un estudio publicado en 2004 por la Academia Nacional de Ciencias demostraba que una dieta que incluyera brotes de brécol, ricos en glucorafanina, aumenta las defensas contra la oxidación, disminuye la inflamación y la presión arterial y mejora la salud cardiovascular en solo 14 semanas.

Los brotes de alfalfa son una de nuestras mejores fuentes alimenticias de saponinas, que reduce los niveles del colesterol malo, sin afectar por ello al HDL bueno. Las saponinas estimulan también el sistema inmunitario y favorecen la actividad de unas células que tienen el cometido de eliminar, como los linfocitos T y el interferón. Los brotes contienen asimismo gran cantidad de antioxidantes de elevada efectividad que evitan la destrucción del ADN y nos protegen contra los efectos del envejecimiento.

Todos los nutrientes que necesitamos para vivir están en las semillas, una categoría de alimentos que incluye los cereales, las legumbres y los frutos secos. Puesto que los brotes son un alimento fresco y no pueden permanecen días o semanas almacenados, al consumirlos estamos seguros de que han conservado todo su valor nutritivo.

Dónde encontrar los brotes

En Internet, en establecimientos de alimentación natural y supermercados encontraremos las bandejas y las semillas para llevar a cabo las germinaciones. Hay que comprar siempre semillas, granos y legumbres ecológicos, con certificación; las adquiriremos en pequeñas cantidades y las guardaremos en el frigorífico antes de hacerlas germinar.

He aquí una lista básica de semillas, legumbres y cereales apropiados para la germinación: alfalfa, repollo, trébol, fenogreco, mostaza, rábano, sésamo, girasol, judías azuki, garbanzos, lentejas, frijoles chinos, guisantes, trigo, centeno y triticale. Si cultivamos nuestros propios brotes y deseamos un máximo de actividad enzimática, los recogeremos tras un período de entre cuatro y ocho días.

Quienes no tengan tiempo para preparar esos germinados pueden encontrar los brotes frescos en las secciones de frutas y verduras del mercado o en el departamento de verduras frescas del supermercado. A menudo los establecimientos de alimentación natural venden este tipo de brotes. Veremos que están frescos si tienen las raíces húmedas y blancas y el brote conserva su vigor.

Advertencia: independientemente de su procedencia, no hay que utilizar jamás semillas que hayan sido tratadas con fungicidas. Las semillas tratadas no son comestibles y pueden reconocerse fácilmente por la capa de polvillo rosa o verde que las recubre. En esta categoría encontramos las que se venden para plantar. Utilizaremos únicamente las destinadas al consumo o para germinar, nunca las que se usan para sembrar.

Guardaremos los brotes en el lugar destinado a las verduras del frigorífico y los consumiremos cuanto antes. Si se enjuagan todos los días con agua fría puede prolongarse un poco su vida. Los brotes de frijoles chinos que vayamos a utilizar cocinados podemos congelarlos y guardarlos unos meses en una bolsa hermética en el congelador.

El yogur y el kéfir, aliados probióticos

El origen de los alimentos lácteos fermentados con cultivos se remonta a tiempos tan antiguos que según algunos podrían ser épocas anteriores a las que la historia nos documenta. Es algo que cuadra a la perfección con mi propia filosofía, según la cual los alimentos más antiguos han llegado hasta nosotros por una buena razón: continúan siendo claves para la supervivencia de nuestra especie. Los alimentos fermentados y tratados podrían representar la primera experiencia de lo que hoy en día los investigadores denominan alimentos «funcionales»: alimentos que contribuyen a mantenernos en un estado de salud óptimo.

Los científicos experimentados en alimentos fermentados consideran que el yogur y el kéfir son los principales «probióticos». ¿Qué son los probióticos y cuál es su función?

Las investigaciones llevadas a cabo a principios del siglo xx por el doctor Elie Metchnikoff, premio Nobel de biología, le llevaron a formular su «teoría de la intoxicación» en las enfermedades. Methnikoff consideraba que las toxinas secretadas por las bacterias perjudiciales que pudren y hacen fermentar los alimentos en los intestinos aceleran el proceso del envejecimiento. Creía asimismo que las bacterias inofensivas que encontramos en los productos lácteos fermentados podrían explicar la longevidad de ciertos grupos étnicos, en particular la de los pueblos que viven en las montañas del Cáucaso, al sur de Rusia.

De acuerdo con esto, Metchnikiff recomendó consumir alimentos «con cultivos», como el yogur, que contiene bacterias saludables. Esta idea se extendió rápidamente y en poco tiempo tanto el yogur como los alimentos probióticos atrajeron la atención mundial. Además, ya que Metchnikoff había demostrado que las bacterias que segregaban ácido láctico eran las más beneficiosas, los denominados lactobacilos se convirtieron en el primer foco a la hora de llevar a la práctica las hipótesis de Metchnikoff. En la actualidad, los microbios probióticos se incorporan normalmente a la alimentación de los animales de granja y todo el mundo acepta que las diferentes especies de lactobacilos y bifidobacterias dejen entrever importantes beneficios en la mejora de la salud humana.

Los microbios probióticos ayudan al organismo humano a luchar contra las enfermedades infecciosas al competir con los elementos patógenos por conseguir alimento, nutrientes y, en definitiva, su supervivencia. Precisamente por esto la leche materna es rica en factores nutritivos que fomentan el crecimiento de las bifidobacterias, una familia de bacterias que protege la salud intestinal de los bebés y les previene contra muchas enfermedades.

Los probióticos frente a las enfermedades

Los estudios preliminares indican que los probióticos podrían prevenir o tratar distintas afecciones comunes. No obstante, hay que llevar a cabo más investigaciones, de modo que no debemos confiar en que los probióticos puedan tratar los problemas de salud sin supervisión médica.

Veamos algunas funciones de los probióticos:

- Mejoran la resistencia vaginal frente a las infecciones (bacterianas y de levaduras), así como las del tracto urinario y de la vesícula.
- Mejoran la resistencia contra los problemas intestinales inflamatorios, incluyendo la enfermedad inflamatoria intestinal.

- Mejoran la resistencia del cuerpo contra las alergias alimenticias y las afecciones alérgicas inflamatorias, como el asma y el eccema.
- Reducen el riesgo de sufrir enfermedades cardiovasculares.
- Reducen determinados factores de riesgo de contraer cáncer intestinal.
- Reducen la duración de las gastroenteritis y de las diarreas infantiles provocadas por rotavirus.
- Reduce la frecuencia de las infecciones respiratorias infantiles.
- Mejora la resistencia a la diarrea provocada por la bacteria Escherichia coli.
- Ayuda a prevenir la caries dental.

Probióticos, inflamación y función inmunitaria

Los investigadores han descubierto que las personas que siguen una dieta rica en alimentos probióticos poseen un sistema inmunitario que funciona mejor. Al parecer, los probióticos normalizan la respuesta inmunitaria, inhiben la inflamación crónica y podrían incluso mejorar algunas dolencias inflamatorias de origen autoinmunitario, como el asma, el eccema y la enfermedad de Crohn.

Hoy en día asistimos a un alarmante aumento de agentes patógenos (virales, bacterianos y otros) resistentes a los antibióticos. Estas circunstancias graves que plantean una posible amenaza a la vida de las personas han llevado a los investigadores a plantearse la utilización de las bacterias probióticas a la hora de combatir las infecciones. Sabemos actualmente que los probióticos ayudan a aumentar los índices de anticuerpos del organismo. Con esta mejora del sistema inmunitario se reduce el riesgo de infecciones y se evita la necesidad de consumir antibióticos. Muchos médicos recomiendan a los pacientes el consumo de yogures al tomar antibióticos, a fin de reponer las bacterias beneficiosas del organismo; algunos afirman incluso que los cultivos vivos del yogur pueden reducir también la frecuencia de los resfriados, los ataques alérgicos y de la fiebre del heno.

El yogur, contra la obesidad

Una dosis diaria de yogur es conveniente para las personas de todas las edades. Es también un alimento importante para quienes desean perder peso. Como derivado de la leche, el yogur constituye una fuente natural de calcio. Las investigaciones demuestran que el calcio ayuda a limitar el aumento de peso. Incluso una ligera variación en los niveles de calcio de las células adiposas puede modificar las señales que se surgen en el interior de la célula y controlan la creación y la combustión de las grasas.

En un estudio realizado en 2003 en la Universidad de Tennessee se pidió a treinta y cuatro personas obesas que siguieran una dieta baja en calorías. Administraron en dieciséis de ellas entre 400 y 500 mg de calcio al día en forma de suplemento alimentario. Las dieciocho restantes siguieron una dieta con alto contenido en calcio −1.100 mg diarios en forma de yogur. Doce semanas más tarde, ambos grupos habían perdido grasa. De todas formas, los que habían consumido los suplementos perdieron 2,7 kg de grasa, mientras que el grupo que consumió yogur perdió 4,5 kg de grasa. Mejor aún, quienes tomaron yogur descubrieron que habían perdido casi cuatro centímetros de contorno de cintura, y en cambio los que tomaron suplementos solo perdieron un centímetro de cintura. Finalmente, un 60 % (un resultado sorprendente) de la pérdida de peso de quienes consumieron yogur estaba constituido por grasa abdominal, mientras que en el otro grupo el porcentaje era de un 26%.

Se trata de una noticia extraordinaria, pues la grasa abdominal −la que nosotros, los médicos, denominamos grasas intraabdominales o viscerales− se relaciona con unos índices altos de colesterol, de insulina y de triglicéridos, así como con un aumento de la tensión sanguínea y otros problemas. Por otro lado, las grasas viscerales podrían secretar más moléculas inflamatorias asociadas a las enfermedades que otros tipos de grasa.

El estudio demostraba también que el grupo que consumió yogur, además de perder más peso, había mantenido su masa muscular con doble efectividad. Tal como precisaba el director del estudio, el doctor Michael Zemel, en un comunicado de prensa: «se trata de una cuestión importantísima para quienes siguen una dieta. El objetivo consiste en perder grasa, no músculo. Los músculos ayudan a quemar calorías, pero con la pérdida de peso a veces su masa queda en situación crítica». ¿Qué más puede decirse?

Hay que intentar consumir siempre yogur ecológico y evitar los que contienen espesantes y estabilizantes. Evitaremos también los que contienen azúcar o fruta endulzada; estos alteran el frágil equilibrio de las substancias químicas que permiten el desarrollo de los cultivos, aparte de que los azúcares sirven de alimento a una serie de levaduras no deseadas, como la Candida allicans.

El kéfir: el elixir antiguo

Todas las mañanas empiezo mi jornada con un vaso de kéfir elaborado con leche entera, sin azúcar, al que añado dos cucharadas soperas de extracto puro de granada. Mezclo bien los ingredientes y obtengo una bebida con el aspecto y el sabor de un delicioso batido de frutas del bosque. ¡La forma perfecta de empezar el día!

El kéfir es una bebida probiótica a base de leche fermentada, que procede de las montañas del Cáucaso, en la antigua Unión Soviética. El término kéfir significa, en una traducción libre, «placer» o «sensación de bienestar». Por sus virtudes en el campo de la salud, en otro tiempo se consideró como un regalo de los dioses. Afortunadamente en la actualidad se está redescubriendo y se le están reconociendo sus propiedades en la mejora de la salud y la belleza.

Podríamos describir el kéfir como una especie de yogur líquido ligeramente espumoso, con un sabor característico suave, de dulzor natural y al tiempo un aroma penetrante y un refrescante toque carbonatado. Su sabor único y su fama casi mística de elixir de la juventud explican por qué los europeos han convertido el kéfir (así como otros líquidos fermentados similares) en su bebida preferida. Sus ventas empiezan a competir con las de los principales refrescos. A diferencia del yogur, que se elabora con leche a la que se añaden determinadas bacterias ácidas lácteas, el kéfir se elabora con leche y «granos de kéfir», término popular para designar una compleja mezcla de levaduras y bacterias del tipo lactobacilo. Las reducidas cantidades de óxido de carbono, alcohol y substancias aromáticas producidas por los cultivos proporcionan al kéfir su sabor ácido y su efervescencia.

El kéfir contiene también unos polisacáridos (azúcares de cadena larga) únicos denominados kefiran, que podrían ser los responsables de algunas de las virtudes del kéfir. Siguen sin traducir la mayoría de investigaciones rusas sobre estos efectos beneficiosos para la salud, y los científicos occidentales están en mantillas en investigación en este terreno, aunque los resultados obtenidos hasta hoy abonan la impresionante popularidad del kéfir.

Esta bebida carbonatada de forma suave y natural es muy popular en el Cáucaso, en Rusia y en el suroeste asiático, y recientemente ha ganado adeptos en Europa Occidental. En otras partes podemos encontrar kéfir en la mayoría de establecimientos de alimentación natural y algunos supermercados de las zonas urbanas. Dado el auge en popularidad del yogur y sus derivados, es de esperar que dentro de poco todas las cadenas lo incorporen. De todas formas, como ocurre con el yogur, hay que desconfiar de los productos repletos de azúcares y fructosa. Elijamos el kéfir natural sin azúcar, que podemos aromatizar con una mezcla de frutas del bosque, y a ser posible que no falte el açaí.

Las virtudes del kéfir

Además de su antigua reputación como bebida saludable, se atribuye al kéfir la extraordinaria longevidad de las poblaciones del Cáucaso. En los hospitales de la antigua Unión Soviética se utiliza el kéfir –sobre todo cuando no se tienen al alcance tratamientos médicos modernos– como remedio para una serie de afecciones, como la arteriosclerosis, las alergias, los trastornos metabólicos y digestivos, la tuberculosis, el cáncer y las enfermedades gastrointentinales.

Una serie de estudios han apoyado recientemente la capacidad del kéfir de estimular el sistema inmunitario, de facilitar la digestión de la lactosa y de inhibir tumores, hongos y elementos patógenos, entre los que cabe citar la bacteria causante de la mayoría de úlceras. Es algo que no debe sorprendernos, pues los científicos descubrieron posteriormente que casi todas las úlceras tienen como causa una infección debida a la bacteria *Helicobacter pylori* y no la comida picante, los ácidos gástricos o el estrés, como creyeron erróneamente los médicos durante años.

Los científicos saben hoy en día que un gran número de enfermedades inflamatorias (incluyendo algunos tipos de dolencia cardíaca) pueden desencadenarse a raíz de una bacteria. Otra razón para incluir el kéfir en nuestra dieta cotidiana.

En el capítulo siguiente exploraremos el exótico mundo de las especias y pondremos al descubierto sus secretos para conseguir una vida más longeva y recuperar la belleza juvenil. Unas ínfimas cantidades de estos extraordinarios alimentos pueden provocar espectaculares cambios en nuestro aspecto y en nuestra sensación de bienestar, además de mejorar terriblemente el aroma, la digestibilidad y el paladar de nuestros alimentos preferidos.

Las especias de la vida

A veces tenemos la solución de un problema delante de nuestros ojos. La ciencia moderna busca la forma de reducir el deterioro mental y corporal que acompaña el envejecimiento. Hasta ahora, los esfuerzos llevados a cabo para frenar este proceso y prevenir determinadas enfermedades relacionadas con él han tenido escasos resultados. Una razón que podría explicarlo sería la incapacidad de nuestros sistemas sanitarios a la hora de abordar cuestiones básicas, como la función de la alimentación en la salud, la longevidad y las enfermedades. Peor aún, ahora nos enfrentamos a una epidemia de obesidad y a todas las enfermedades que conlleva (diabetes, síndrome X cardíaco), seamos conscientes de que nuestra sociedad marcada por la comida rápida ha optado por la vía directa hacia la muerte prematura y las enfermedades no habrá producto milagroso que nos salve. Por ejemplo, si bien los medicamentos basados en la estatina reducen los niveles de colesterol, no se ha demostrado que ninguno limite de forma clara el peligro de ataque al corazón. Y existe consenso entre los expertos en que los medicamentos que tenemos al alcance para el tratamiento del Alzheimer nos reportan tan pocos frutos que podría afirmarse que constituyen un gasto inútil anual de alrededor de 1.200 millones de dólares.

Podría explicar estos fracasos el hecho de que la ciencia se centra casi exclusivamente en la investigación biomédica básica. Aunque este planteamiento pueda ser útil a largo plazo, la casi total concentración en la investigación fundamental no nos permite explorar las prometedoras salidas que proporciona la alimentación en el campo de la lucha contra el envejecimiento y las enfermedades. Considero que tenemos pruebas suficientes para demostrar que los planteamientos que han obtenido más éxito en la lucha contra el envejecimiento empiezan por adoptar el arco iris de los alimentos y los superalimentos. Una vez se ha comprendido que la inflamación es la base de la aceleración del envejecimiento y de las enfermedades degenerativas que lo acompañan se ve la lógica de la propuesta. Hay que tratar el cuerpo de forma holística, empezando por lo que comemos, a fin de evitar la inflamación a escala celular. No existe medicamento ni terapia más eficaz. Hay que trabajar con el cuerpo, reforzar y revitalizar todos sus órganos, lo que significa que nuestros «remedios» tienen que ser fisiológicos, es decir, de acuerdo con el funcionamiento normal de un organismo vivo.

Si bien el arco iris de los alimentos y los superalimentos son un punto central en cualquier estrategia contra el envejecimiento y la inflamación, otros de origen vegetal resultan aún más efectivos cuando se abordan de gramo en gramo. Me refiero a un aspecto de nuestra alimentación que se deja a un lado en la mayoría de dietas: las plantas aromáticas y las especias que tenemos en la despensa. Se trata de unos elementos que nos resultan tan familiares en la cocina que nos es casi imposible verlos como potentes remedios contra el envejecimiento. A pesar de que los científicos hace tan solo veinte años que empezaron a demostrar sus propiedades bioquímicas, está ya claro que, gramo a gramo, muchas de estas plantas y especias, por sus capacidades antioxidantes y antiinflamatorias, nos ofrecen un potencial sin parangón.

Lo que más me ha interesado de estos distintos tipos de alimentos es que, además de sus potentes efectos antioxidantes, algunos de ellos (plantas y especias) poseen también unas propiedades únicas que nos permiten aumentar nuestra sensibilidad respecto a la insulina y reducir al mismo tiempo los niveles de cortisol. Es algo importantísimo, pues al envejecer, el cuerpo pierde masa muscular y gana materia grasa, sobre todo en la zona abdominal, las piernas y los brazos. Este exceso de grasa corporal puede atribuirse directamente a dos factores. De entrada, a la disminución de nuestra sensibilidad respecto a la insulina, y en segundo lugar, al aumento del índice de cortisol (la hormona de la muerte), que va aparejado con la disminución de las hormonas de la juventud, de la testosterona del estrógeno, de la hormona del crecimiento, etc.

Las plantas aromáticas culinarias

En 1966, la pareja de folk Simon & Garfunkel obtuvo un gran éxito con una antigua balada inglesa, «Scaborough Fair», cuyo famoso estribillo –parsley, sage, rosemary, and thyme («perejil, salvia, romero y tomillo»)– figuraba en la carátula de su álbum, líder en ventas. Pocos seguidores suyos estarían por aquel entonces al corriente de que aquellas hierbas aromáticas tan familiares en la cocina en otra época habían tenido fama en toda Europa por sus propiedades tónicas y curativas. En efecto, hasta la llegada de la medicación moderna, el perejil, la salvia, el romero y el tomillo –así como otras plantas como el espliego, la menta y el orégano– eran la materia básica de los médicos herbolarios que precedieron a los médicos científicos de hoy en día. ¡NO es de extrañar que el mundo cantara (y siga cantando) sus alabanzas! Durante el reinado de Isabel I de Inglaterra, en el siglo XVI –cuando escaseaban los médicos, sus tratamientos resultaban caros y tenían poca utilidad en la curación de la mayor parte de enfermedades– las guías enciclopédicas sobre las plantas medicinales, denominadas también herbarios, eran las obras más leídas, después de la Biblia, por la población culta. Estos libros, así como la famosa enciclopedia sobre plantas medicinales de Nicholas Culpepper, destilaban unos conocimientos transmitidos a través de los siglos desde la India, China, Persia, Grecia y Roma.

En las últimas décadas, el Departamento de Agricultura de Estados Unidos se ha puesto a la cabeza en la investigación sobre los efectos antioxidantes de las frutas y verduras. En un trabajo conjunto con la Universidad Tufts, los expertos del citado departamento han iniciado una recopilación de información sobre la capacidad de estos alimentos vegetales de neutralizar los efectos negativos de los radicales libres. Usando la capacidad de absorción del radical oxígeno (CARO), han iniciado la tarea de documentación de lo que descubrieron los sanadores tradicionales después de siglos de tanteo: que las plantas aromáticas que se usan en la cocina poseen efectos preventivos para la salud.

En realidad, se ha demostrado que unas plantas que parecían banales, que muchos tenemos en la despensa, poseían un gran poder antioxidante. En 2001, por ejemplo, los científicos del departamento antes citado publicaron los resultados de su investigación sobre 27 plantas aromáticas de cocina y 12 plantas medicinales. El estudio ponía de manifiesto que la mayoría de las plantas aromáticas usadas para cocinar tienen mayor capacidad para neutralizar los radicales libres que las frutas del bosque y las verduras, consideradas hasta entonces los mejores antioxidantes; en otras palabras, unas pequeñas cantidades de esas plantas proporcionan el mismo volumen de antioxidantes que aportan unas raciones de frutas o verduras.

Observemos más de cerca estos antioxidantes sin igual que se esconden en nuestras despensas, en el alféizar de la ventana o en nuestro jardín.

El orégano

Tres tipos de orégano han obtenido los mejores resultados en la escala CARO como plantas aromáticas culinarias. Sus capacidades antioxidantes son muy superiores a las de la vitamina E, eficaz antioxidante que se usa como punto de referencia para comparar los valores de la escala CARO.

Orégano es tanto el nombre científico del género que agrupa distintos miembros de la familia de las mentas (lamiáceas) como el término popular que designa una amplia variedad de plantas que no tienen más relación entre sí que la fragancia y el sabor que recuerdan el orégano. La similitud entre el orégano y la mejorana genera normalmente una gran confusión, pero hay que tener en cuenta que todas las especies de mejorana forman parte del género Origanum y comparten con este una serie de compuestos antioxidantes y de aceites esenciales (por cierto, un nombre poco apropiado este último, puesto que no contienen ni materias grasas ni aceites).

En griego, orégano significa «joya del monte» y en realidad el griego es el que tiene el mejor aroma y es la variedad más usada. Los distintos tipos de orégano comparten un sabor y perfume característicos del fenol antioxidante denominado cawacrol (cimofenol), también presente en el tomillo, la ajedrea, la alcaravea y la mejorana. Al igual que la capsicina, la virtud que vincula todo tipo de pimientos −dulces y picantes−, el carvacrol es lo que convierte el orégano en una planta tan sabrosa, acre y cálida. También contiene un alto nivel de ácido rosmarínico, presente en el romero y en otras plantas, con importantes propiedades antioxidantes.

Virtudes del orégano

- El timol y el carvacrol presentes en el orégano inhiben el crecimiento de las bacterias y resultan mucho más efectivos contra el parásito *Giardia* (la causa de muchos casos de diarrea provocados por la *Escherichia coli*) que la mayoría de medicamentos usados para tal efecto.
- Gramo por gramo, la capacidad antioxidante del orégano es cuarenta y dos veces superior a la de las manzanas, doce veces superior a la de las naranjas y cuatro veces superior a la de los arándanos.

- El orégano es una buena fuente de hierro, vitamina A, fibras, calcio, manganeso, magnesio y vitamina B6.

Consejos culinarios

Apreciado por sus picantes hojas, el orégano añade un aroma único a las salsas de tomate italianas y a distintos platos de la cocina mediterránea. Como planta leñosa perenne, el orégano suele sobrevivir a los inviernos de las regiones nórdicas y es una planta indispensable en los jardines o las jardineras de plantas aromáticas. El orégano italiano es un cruce entre el orégano griego y la mejorana dulce que tiene un sabor dulce y pronunciado y combina perfectamente con carnes, huevos, sopas y verduras.

El laurel

El laurel europeo pertenece a la misma familia que la canela, la canela de China, el sasafrás y el aguacate y presenta una rica mezcla de aromas y sabores, que van de lo balsámico a lo cítrico. El laurel se hizo famoso en la Grecia y la Roma antiguas, donde se entregaba trenzado en forma de corona a emperadores y poetas. Asociamos esta planta al éxito y al honor al hablar de un poeta laureado. Además, curiosamente, *baccalaureate*, término que designa la finalización del bachillerato, significa «bayas de laurel».

Virtudes del laurel

Las hojas y las bayas del laurel:

- Mejoran la digestión.
- Son astringentes, lo que significa que ayudan en la contracción de los tejidos y los canales del organismo y, por tanto, reducen la liberación de mucosidades y sangre.
- Alivian los gases intestinales.

Consejos culinarios

Las hojas de laurel se utilizan en todo el mundo en la preparación de sopas, salsas y estofados, y también para añadir sabor a pescados, carnes y aves. Normalmente encontramos hojas de laurel en los adobos y escabeches. La cocina mediterránea suele incluir en las salsas hojas de laurel, que se quitan antes de servir el plato.

El eneldo: sus virtudes

Los principales fitonutrientes del eneldo activan una poderosa enzima antioxidante denominada glutatión–S–transferasa que ayuda a las moléculas de glutatión a adherirse a las moléculas oxidadas que, de otra forma, podrían perjudicar el organismo. Esta actividad molecular nos protege contra distintos agentes carcinógenos, como los del humo de los cigarrillos, el del carbón, el de las incineradoras de basuras, los medicamentos terapéuticos y los productos del estrés oxidativo. Un buen currículo para algo que normalmente se relega a los encurtidos.

Consejos culinarios

Este ligero componente de la familia de las zanahorias, célebre por su papel aromatizante en la conserva de los pepinillos, acompaña de maravilla el pescado, el pollo, la sopa de ave e incluso el yogur. El eneldo fresco es fácil de congelar.

El toronjil

Al toronjil le avala una larga historia. Lo utilizaron como hierba medicinal el sabio griego Dioscórides y el erudito romano Plinio. En el siglo XVI, el herborista John Gerard daba toronjil a sus alumnos a fin de «estimular sus sentidos». Los colonos americanos también lo utilizaron, y se tiene constancia de que Thomas Jefferson lo cultivaba en su jardín de Monticello.

Virtudes del toronjil

Nuevas investigaciones indican que el toronjil, al igual que el romero, facilita el aprendizaje, la memorización y la utilización de la información. Distintas pruebas realizadas en laboratorios han puesto de relieve que el toronjil, como el nutriente denominado dimetilaminoetanol (DMAE), estimula la actividad de la acetilcolina, un mensajero químico básico para la memoria y otras funciones cognitivas.

Consejos culinarios

Con el toronjil se preparan unas infusiones suaves con aroma a limón, y resulta delicioso para acompañar el pescado, los champiñones y los quesos frescos. Pueden añadirse hojas frescas de toronjil a las ensaladas verdes, adobos (en especial con verduras), ensaladas de pollo y aves rellenas.

La menta: sus virtudes

Se dice que la menta, antiguo símbolo de hospitalidad y purificación, es adecuada contra los resfriados, la gripe y la fiebre, además de aliviar el dolor de garganta y la sinusitis. La infusión de menta está indicada contra el dolor de estómago y su aroma tiene efectos calmantes.

Consejos culinarios

Podemos preparar berenjena cocida con hojas de menta picadas, yogur natural, ajo y pimentón picante, o bien una deliciosa ensalada con una combinación de hinojo, cebolla y hojas de menta. Las hojas de menta picadas casan a la perfección con el gazpacho y otras sopas con el tomate como base. Puede incluirse la menta en preparaciones hechas con yogur, en salsas para untar y en sopas. Es preferible utilizar menta fresca en lugar de seca, tanto por su aroma como por sus propiedades curativas.

Tomillo

Tomillo es el nombre griego que designa el «valor», aunque también significa «fumigar». Los egipcios utilizaron el tomillo en los procesos de momificación.

Virtudes del tomillo

La mayor parte de virtudes de esta planta se atribuyen al timol. Distintos estudios han demostrado que el timol tiene efectos positivos para el cerebro y los principales órganos del cuerpo, pues estimula la actividad antioxidante de las enzimas y extiende estos efectos a todo el organismo.

Es así en parte gracias a su capacidad de proteger los ácidos grasos omega–3 en el interior de las membranas celulares, al aumentar su proporción respecto a otros ácidos grasos.

El tomillo contiene flavonoides y carvacrol, junto con complejo vitamínico B, vitamina C y vitamina D. Hace siglos que se utiliza con fines medicinales, para tratar distintos problemas, como los trastornos gastrointestinales, la laringitis, la diarrea y la falta de apetito. El tomillo también ayuda a reducir la fiebre, además de resultar efectivo para los problemas respiratorios crónicos, incluyendo los resfriados, gripes, bronquitis y dolor de garganta. Se usa como tópico contra inflamaciones e infecciones y puede resultar eficaz para tratar los problemas de hongos, como el pie de atleta, y el herpes.

Consejos culinarios

Puede utilizarse el tomillo para aromatizar sopas, pescado, carnes, aves y huevos. Acompaña también muy bien a la salsa de tomate y a la de champiñones. Entre las variedades más apreciadas en la cocina se encuentran el de hoja estrecha, de intenso aroma, y el de hoja ancha, más suave. En el Reino Unido, el tomillo es la planta aromática más popular después de la menta. En Estados Unidos constituye un ingrediente básico en la cocina criolla de Nueva Orleans, donde se mezcla con otras hierbas en la cocción que sigue la técnica de freír a la sartén con una capa de hierbas aromáticas, sistema que no recomendaría, ya que fomenta la glicación. En América Central, el tomillo es un ingrediente básico para marinar la carne de ave y otras.

El perejil: sus virtudes

Una serie de estudios han demostrado que los flavonoides del perejil – hierba de un verde vistoso que se utiliza tanto para dar sabor como para adornar los platos– nos ofrecen una gran protección contra los radicales libres. Además, el perejil es una fuente extraordinaria de vitamina C, betacaroteno y ácido fólico.

Consejos culinarios

El perejil de hoja plana tiene un sabor más fuerte que el del perejil rizado y aguanta mejor la temperatura de la cocción. Debe añadirse a las preparaciones casi al final para conservar su sabor y su valor nutritivo.

Podemos utilizarlo picado en el pesto (salsa hecha a base de albahaca, aceite de oliva y piñones) para suavizar su aroma y proporcionarle más textura, así como fitonutrientes. Puede mezclarse también picado con ajo y zumo de limón para restregar las carnes de pollo, cordero y ternera antes de su cocción. El perejil combina bien con el tomate en sopas y salsas y acompaña de maravilla casi todos los platos, incluyendo las ensaladas, las verduras salteadas y el pescado asado.

El romero

En la Edad Media, su aparente virtud de reforzar la memoria convirtió el romero en el símbolo de la fidelidad. Considerada la «planta del recuerdo», se utilizaba de forma simbólica en la confección de vestidos, elementos decorativos y regalos en bodas. Durante el Renacimiento, se usaba el aceite de romero para elaborar un producto cosmético muy popular denominado agua de la reina de Hungría.

Virtudes del romero

Con el paso de los años, el romero se convirtió en un remedio popular para la digestión, para reducir los espasmos en la dismenorrea (menstruación dolorosa) y para aliviar los problemas respiratorios. Actualmente sabemos que los fitonutrientes del romero estimulan el sistema inmunitario, activan la circulación de la sangre, relajan los músculos de la tráquea y de los intestinos, protegen y estimulan el hígado, inhiben la actividad tumoral, facilitan la digestión y ayudan a disminuir la gravedad de los ataques de asma.

Además, confirmando la sabiduría demostrada por nuestros antepasados, las investigaciones han demostrado que el romero estimulaba la circulación en la cabeza y el cerebro y mejoraba así la concentración y la memoria.

Los efectos de los principales fitonutrientes del romero –en especial los derivados del ácido cafeico, como el ácido rosmarínico– podrían aliviar también los dolores vinculados a dolencias espasmódicas, como los de las úlceras pépticas, las enfermedades inflamatorias, la arteriosclerosis, la cardiopatía isquémica, las cataratas y algunos cánceres. Encontramos también el ácido rosmarínico en cantidades importantes en el toronjil, la menta, la mejorana y la salvia.

Consejos culinarios

El aroma embriagador, pináceo, del romero convierte a esta planta aromática en el aderezo perfecto para las carnes asadas, en especial el cordero. Puede añadirse también romero fresco a las tortillas de todo tipo o utilizarlo para aromatizar la carne de pollo, las salsas de tomate y las sopas.

La salvia

Al igual que su primo hermano el romero, la salvia contiene una gran variedad de aceites esenciales, flavonoides, enzimas antioxidantes y ácidos fenólicos, entre los que cabe citar el ácido rosmarínico, presente también en el romero y en otras plantas aromáticas que utilizamos en la cocina. El ácido rosmarínico, conocido por sus efectos antioxidantes, frena la inflamación al reducir la producción de péptidos inflamatorios, como el leucotrieno B4. Así pues, la salvia podría aliviar las enfermedades inflamatorias, como la artritis reumatoide, el asma bronquial, la diabetes y las arteriosclerosis. Y como el romero, la salvia mejora la memoria y la concentración.

En efecto, la raíz seca de la salvia china (*Salvia miltiorrhiza*) se ha utilizado desde hace siglos para el tratamiento de las disfunciones cerebrales, no sin razón, ya que las investigaciones modernas demuestran que contiene unos fitonutrientes que se asemejan al inhibidor del acetil–colina esterasa sintético que se utiliza para el tratamientos del Alzheimer.

Consejos culinarios

Como el romero, la salvia desprende un agradable aroma que recuerda el del pino. Es corriente en los rellenos de las aves y se ha usado desde hace mucho en la fabricación de salchichas, para conservar su carne fresca. La tradición considera la salvia como una planta «purificadora» –los indios americanos queman ramilletes de salvia para purificar los espacios sagrados– y se ha utilizado siempre como ingrediente para los enjuagues bucales.

La albahaca

Una de las plantas más populares en América y sin embargo hace treinta años apenas se conocía fuera de Europa. Hoy en día, gracias al perfeccionamiento de las técnicas de deshidratación y transporte encontramos albahaca prácticamente en todas partes.

Las virtudes de la albahaca

Los flavonoides de la albahaca protegen las estructuras celulares y los cromosomas contra las radiaciones y los radicales libres. La albahaca frena el crecimiento de las bacterias perjudiciales, gracias a sus aceites esenciales aromáticos. La albahaca inhibe el crecimiento de las bacterias que se propagan por medio de los alimentos —algunas de las cuales se han hecho resistentes a los antibióticos corrientes—, como la Listeria, el _Staphylococcus_ y la _E. Coli._ Si se limpian los productos con una solución que contenga un 1 % de aceite esencial de albahaca o tomillo se eliminan prácticamente los riesgos de ataque de la peligrosa bacteria _Shigella._ Si añadimos tomillo o albahaca a las vinagretas realzaremos su sabor y al mismo tiempo aseguraremos que podemos tomarlas sin riesgo para la salud. El aceite esencial de albahaca, el eugenol, bloquea las enzimas inflamatorias ciclooxigenasas (COX), las mismas que bloquean los medicamentos antiinflamatorios no esteroides, como la aspirina y el ibuprofeno. Esto significa que las propiedades antienvejecimiento de la albahaca podrían aliviar también los síntomas relacionados con distintos problemas inflamatorios, como la artritis reumatoide, la diabetes o las inflamaciones intestinales. La albahaca es buena también para el corazón. Contiene un alto índice de betacaroteno, substancia que protege las paredes de los vasos sanguíneos contra los daños de los radicales libres y ayuda a evitar que oxide el colesterol en la sangre, con lo que se inhibe el desarrollo de la arteriosclerosis y se reduce el riesgo de ataques al corazón y apoplejía.

Como buena fuente vitamina B6, la albahaca podría ayudar a reducir los niveles de homocisteína en la sangre, algo muy importante, pues un exceso podría perjudicar las paredes de los vasos sanguíneos. La albahaca, por otra parte, es una buena fuente de magnesio, mineral que distiende los vasos sanguíneos, mejora la circulación de la sangre y reduce el riesgo de arritmia cardíaca o de espasmos.

La albahaca resulta deliciosa en platos de pollo, pescado, pasta, estofados, ensaladas y verduras. La añadiremos diez minutos antes de apartar la comida del fuego, pues este podría disipar su pronunciado y rico aroma. Siempre que sea posible añadiremos albahaca fresca a las ensaladas, donde combina a la perfección con el tomate.

Aliados procedentes de las Indias

Todos estudiamos en la escuela las exploraciones y vimos que la demanda de especias fue el motor que impulsó los viajes épicos de los héroes de aquella época. En la Edad Media, los europeos se habían marcado el objetivo de apropiarse de las reservas de pimienta, nuez moscada, canela, clavo y otras especias, tanto para añadir aroma a unos alimentos insulsos, como para conservarlos en las oscuras épocas anteriores al establecimiento de los mercados de hielo y la refrigeración eléctrica.

Los mercaderes árabes fueron los primeros en introducir todo tipo de especias exóticas procedentes de Asia en el mercado europeo, donde esos tesoros culinarios se pagaban a precio de oro. A pesar de que Colón y otros exploradores no despreciaron nunca la idea de la búsqueda del oro en tierras desconocidas, básicamente pretendieron establecer vínculos comerciales directos con los proveedores asiáticos de estas preciadas especias.

En cuanto las técnicas de navegación se lo permitieron, los navegantes europeos pusieron rumbo a la India, a Java y Sumatra, decididos a cortar de una vez por todas con los intermediarios y quedarse así los beneficios. En aquella época, las especias asiáticas valían realmente su peso en oro y eso es lo que recibían los valerosos capitanes que conseguían llevarlas a su patria.

Actualmente, muchas de las especias resultan económicas. De todos modos, siguen siendo tan preciosas como en la época de los exploradores, pero por unas razones muy distintas: por sus propiedades antienvejecimiento y preventivas. La mayor parte de especias relacionadas con el curri –o las que usamos para dar un toque de sabor al zumo de manzana o al pastel de calabaza– no se limitan a añadir sabor o picante a los alimentos.

Nuestros antepasados sabían que las especias ayudaban a conservar los alimentos. Lo que no comprendían era el cómo y el porqué. El clavo, la canela, la cúrcuma, el cardamomo, el fenogreco, la mostaza, la nuez moscada, el regaliz y el jengibre conservan los alimentos porque son ricos en antoxidantes.

Pese a que existen miles de especias en el mundo, vamos a dedicar el resto del capítulo a dos de ellas, que tienen mucho en común – el jengibre y la cúrcuma– y nos ofrecen efectos antioxidantes y antiinflamatorios, sobre todo cuando las utilizamos en la cocina frescas.

Estas dos importantes y curativas plantas pertenecen a la misma familia (las zingiberáceas) a la que también pertenece el «jengibre tailandés» o galanga, que posee los mismos compuestos activos. La parte de la cúrcuma y del jengibre que se utiliza en la cocina y en medicina, lo que se llaman raíces, son en realidad los rizomas, es decir, la raíz tuberosa de las plantas que florecen. Lo que sigue aclarará porque insisto en que mis pacientes preparen sus menús con importantes cantidades de cúrcuma y jengibre.

El jengibre

Muchos asocian el jengibre solo al ginger–ale, al pan de jengibre o las galletas de jengibre que tomaron de pequeños. En aquella época nadie se daba cuenta de que se trataba de un poderoso remedio contra el envejecimiento, de un alimento muy eficaz contra la inflamación, con importantes virtudes, sin efectos secundarios y una larga tradición curativa en todo el mundo oriental. Como suele ocurrir, la investigación sobre sus virtudes y propiedades es limitada y se ha extendido poco entre los científicos occidentales y el gran público, a pesar de que, todo hay que decirlo, la situación está cambiando con rapidez. Es una lástima, pero las virtudes de un gran número de alimentos que consumimos a menudo parece no interesar al sector farmacéutico, que opta por concentrarse en las versiones sintéticas de estos compuestos vegetales para sacarlas al mercado en forma de medicamentos patentados y obtener de ellos pingües beneficios. Por desgracia, este planteamiento deja a un lado los efectos sinergéticos y acumulativos de un gran número de fitonutrientes que contienen las plantas y las especias, que en general funcionan mejor –y de forma más segura– combinadas que en solitario.

El jengibre posee muchísimas propiedades medicinales. Tiene una larga tradición –demostrada ahora clínicamente– como remedio contra el mareo, tanto en viajes como el matutino. A pesar de ello, todo el mundo sigue comprando productos farmacéuticos contra las náuseas, con sus efectos secundarios adversos, cuando estos medicamentos no han demostrado más efectividad que el jengibre. Esta raíz facilita enormemente la digestión de las proteínas, gracias a una enzima denominada zingibaína, con igual poder digestivo que el de la papaína, enzima de la papaya, que encontramos en la mayor parte de ablandadores de la carne. Según el investigador Paul Schulik, autor de *Ginger: Common Spice & Wonder Drug*, la raíz del jengibre es tan rica en zingibaína que un gramo de esta enzima equivale al poder digestivo de 180 g de papaya, y a diferencia de esta, el jengibre presenta un índice glicémico más bajo. La zingibaína disuelve asimismo los complejos inmunes que precipitan los síntomas de la artritis reumatoide.

El jengibre resulta tan eficaz como los medicamentos antiinflamatorios no esteroides, como la aspirina, y no provoca efectos secundarios. De hecho, el jengibre es una mina de propiedades en el campo de la prevención, capaces de desbaratar los procesos inflamatorios de distintas formas.

¿Cómo consumir el jengibre?

Además de utilizarlo fresco en las recetas de cocina, en el té o en las frutas o verduras licuadas, podemos tomar jengibre como suplemento alimentario. Veamos las ventajas y los inconvenientes de cada una de estas formas:

- El jengibre fresco contiene más gingerol, compuesto anti-inflamatorio que se encuentra en el rizoma, que el seco. En pruebas de sabor, se ha demostrado que puede detectarse el jengibre fresco en diluciones tan reducidas como una parte por treinta y cinco mil, mientras que el jengibre seco no puede detectarse hasta que no llega a la cifra de una parte por mil quinientos o dos mil.
- Los extractos de jengibre –que podemos encontrar en frascos para gotas o en cápsulas– contienen un concentrado de constituyentes activos del jengibre. Si bien yo preferiría el jengibre fresco, dichos extractos constituyen una alternativa cómoda y práctica cuando se desean obtener sus compuestos activos en cantidades considerables sin tener que comer el mismo volumen de este rizoma. En los extractos pueden encontrarse pequeñas cantidades de alcohol, ya que este se usa para extraer los principios activos del jengibre. Un nuevo método, denominado extracción supercrítica, que utiliza el dióxido de carbono en lugar del alcohol, produce extractos de calidad parecida.
- El jengibre seco contiene mayores concentraciones de shogaol, un compuesto analgésico que encontramos en el jengibre fresco. Se presenta en cápsulas que pódemos encontrar en los establecimientos de alimentación sana o en las farmacias, o bien adquirir al por mayor en supermercados especializados. Intentaremos comprar jengibre ecológico para minimizar la absorción de residuos de pesticidas.

El jengibre: advertencia

El jengibre es un alimento tónico apreciado desde la antigüedad y prescrito en todo el mundo para el alivio de los síntomas del resfriado, los mareos en los viajes y los trastornos estomacales. Entre los alimentos y las plantas medicinales de utilización corriente, el jengibre es uno de los tres elementos sobre los que se han realizado más investigaciones, y todos los organismos regulatorios de Estados Unidos han considerado que no entrañaba peligro alguno.

En unos estudios realizados sobre la artritis, investigadores daneses manifestaron no haber hallado efectos secundarios en los participantes que habían consumido entre 3 y 50 g de jengibre al día durante dos años. Dicho esto, hay que puntualizar también que si se toman entre 1 y 2 g con el estómago vacío se nota una sensación de quemazón, aunque breve e inofensiva. Cabe citar también que, en cantidades importantes, el jengibre aumenta el flujo menstrual. Los médicos recomiendan no sobrepasar los 2 g al día en el primer trimestre del embarazo. Debemos ser moderados y prudentes y consultar al médico antes de tomar ciertas cantidades de jengibre, sobre todo si tomamos medicamentos anticoagulantes, sufrimos alguna enfermedad o en caso de embarazo.

La cúrcuma: oro en paño

La cúrcuma es una especia india presente en el curri con una larga historia de utilización con fines medicinales contra la inflamación. Esta deliciosa especia – que confiere el conocido color amarillo dorado al polvo del curri– es prima hermana del jengibre y se ha utilizado durante siglos para dar sabor y color a los alimentos, y también para conservarlos.

Para los antiguos pueblos arios del sur de Asia, que adoraban el sol, la cúrcuma era algo muy valorado por su tono amarillo dorado que recordaba el color del astro rey. Desde tiempos inmemoriales, las indias casadas aplican cúrcuma a sus mejillas al atardecer con la esperanza de recibir la visita de Lakshmi, la diosa de la fortuna. Esta costumbre, que sigue vigente en determinadas partes de la India, es probablemente un vestigio de la antigua tradición de adorar al sol.

El color amarillo casi iridiscente de la cúrcuma se ha utilizado ampliamente para teñir algodón, seda, papel, alimentos y productos cosméticos. Esta especia, utilizada ya por los médicos ayurvédicos como tratamiento de los trastornos gastrointestinales y las dolencias inflamatorias, se emplea también en cosmética para intensificar el tono y el aspecto saludable de la piel. En la India se elaboran ungüentos a base de cúrcuma para tratar dolores articulares, contusiones y una amplia gama de problemas cutáneos, como la inflamación, las infecciones, las manchas, las heridas, el acné, los forúnculos, las quemaduras y el eccema.

La ciencia moderna descubrió la importancia de la cúrcuma al constatar sus propiedades antioxidantes, la mayoría de las cuales proceden de la curcumina, nombre que reciben los pigmentos amarillos de esta especia (polifenol), a los que los científicos denominan también curcuminoides. Pese a que constituyen tan solo un 5% del total en la cúrcuma en polvo, los curcuminoides le confieren buena parte de sus extraordinarias propiedades antiinflamatorias y antioxidantes.

Los atributos antioxidantes de la cúrcuma

- Los pigmentos curcuminoides de la cúrcuma son eficaces antioxidantes que no presentan riesgo alguno. En efecto, según los estudios científicos, los curcuminoides de la cúrcuma podrían evitar la oxidación de la materia grasa en la sangre con mayor eficacia que las PCO de la corteza del pino y de los extractos de las semillas de la uva, e incluso superarían al poderoso antioxidante sintético BHT.
- La cúrcuma contiene un péptido único denominado turmerina, substancia que neutraliza los radicales libres y resulta más eficaz que la curcumina y que el eficaz antioxidante sintético BHA.
- Los animales alimentados con curcuminoides presentan un mayor índice de enzimas glutatión–S–transferasa en la sangre, un importante antioxidante, clave en el sistema de desintoxicación del organismo.

81

Las virtudes antiinflamatorias de la cúrcuma

Al igual que el jengibre, la cúrcuma es un agente antiinflamatorio con menos contraindicaciones que los medicamentos no esteroides, como la aspirina y el ibuprofeno. La cúrcuma sensibiliza los puntos del organismo receptores de cortisol, y tiene unas propiedades antiinflamatorias comparables a las de las hormonas del tipo de la cortisona producidas por nuestro organismo. Es algo que tiene una importancia vital en el contexto de la promesa de la eterna juventud: tenemos que mantener los niveles de cortisol bajos para evitar acelerar el envejecimiento de nuestros órganos y también el de la piel.

Atributos anticancerígenos de la cúrcuma

Investigadores de la Universidad de California en San Diego afirmaron: «la curcumina tiene que considerarse como un agente quimioterápico no tóxico y fácil de utilizar para el tratamiento de cánceres colorrectales». Ensayos clínicos llevados a cabo con seres humanos han demostrado que la curcumina no es tóxica en dosis inferiores a los 10 g al día.

Un gran número de estudios concluidos hasta hoy en Estados Unidos y otros países apuntan que la cúrcuma –y en especial su contenido en curcumina– posee un enorme potencial en los campos de prevención y tratamiento del cáncer.

La cúrcuma facilita también al hígado la eliminación de peligrosas toxinas cancerígenas. Un estudio reciente demostraba que la cúrcuma en los alimentos puede provocar el aumento de los niveles de dos importantes enzimas del hígado que intervienen en el proceso de eliminación de toxicidad, la UDP–glucoronil–transferasa y la glutatión–S–transferasa.

Tal como indicaban los investigadores: «estos resultados sugieren que la cúrcuma podría mejorar el funcionamiento de nuestros sistemas de desintoxicación, además de poseer propiedades antioxidantes (...). Usada como especia en cantidades suficientes podría incluso mitigar los efectos de una serie de carcinógenos presentes en la alimentación».

Una precisión final en este campo: la preparación de los clásicos platos de lentejas o judías aromatizados con cúrcuma nos proporcionará una mayor protección contra el cáncer de colon, gracias a las fibras que contienen estas legumbres y a la capacidad antioxidante de la cúrcuma.

Un sistema cardiovascular sano gracias a la cúrcuma

La cúrcuma ayuda a evitar la oxidación del colesterol en la sangre, proceso que daña los vasos sanguíneos y conlleva la formación de placa, posible desencadenante de ataque al corazón o de apoplejía. Esta especia presenta también un alto contenido en vitamina B6, que impide que se disparen los niveles de homocisteína, un importante factor de riesgo para las enfermedades cardiovasculares; al parecer, una adecuada aportación de vitamina B6 reduce el citado riesgo.

La cúrcuma, aliada del cerebro y el sistema nervioso

Unos estudios llevados a cabo en la India demuestran que las personas mayores que han seguido dietas ricas en cúrcuma no son tan susceptibles de desarrollar enfermedades neurológicas como la de Alzheimer.

Esta enfermedad se considera una afección inflamatoria, y los médicos de la Universidad de California en Los Ángeles que se centraron en las propiedades preventivas y terapéuticas de la curcumina quedaron impresionados con el descubrimiento. Como precisaron ellos mismos: «dada su eficacia y su reducida toxicidad, este componente de la especia india nos ha parecido prometedor en el campo de la prevención de la enfermedad de Alzheimer». La curcumina puede provocar una respuesta de las proteínas de impacto térmico que protege las células contra la oxidación, lo que podría ser un elemento clave en el Alzheimer.

Unos estudios preliminares apuntan también que la curcumina podría frenar el avance de la esclerosis múltiple, tal vez al reducir la producción de la proteína IL–2, que destruye la vaina de mielina que protege la mayor parte de los nervios del cuerpo. La pérdida de mielina constituye un factor clave para la esclerosis múltiple.

¿Cómo aumentar el contenido de cúrcuma en la dieta?

Una respuesta simple: disfrutar más a menudo del curri, puesto que las múltiples variaciones que permite esta mezcla de especias combina con la mayor parte de carnes, verduras y pescados y encima contiene unas cuantas especias extraordinarias para la salud. Una vez dicho esto, hay que tener en cuenta unos detalles en lo que concierne al consumo de cúrcuma:

- Si bien las mezclas de curri comerciales contienen menores cantidades de componentes activos, su uso frecuente puede reportarnos ventajas significativas. Las pastas de curri comercializadas suelen contener una mayor cantidad de componentes activos, pero algunas presentan altos índices en grasas y calorías, por lo que hay que leer las etiquetas. También podemos preparar nuestra propia mezcla para la elaboración del curri, variando los ingredientes siguiendo las preferencias de nuestro paladar. Guardaremos la mezcla en el congelador para proteger los aceites volátiles. En los establecimientos de alimentación natural encontraremos probablemente polvo de cúrcuma puro.
- A diferencia del jengibre, la cúrcuma fresca normalmente solo se encuentra en los mercados del sureste asiático y de la India. Pero al igual que el jengibre fresco, la cúrcuma fresca contiene más elementos activos que su raíz seca. Hay que ir con cuidado al manipularla, pues puede mancharnos las manos y la ropa. Y también como en el caso del jengibre, además de usar esta substancia generosamente para aromatizar sopas, estofados y legumbres, recomiendo to-

mar sus extractos –ya lleven alcohol o dióxido de carbono supercrítico– para una mayor eficacia y comodidad.

Virtudes de las especias más corrientes

Entre los componentes del curri, sin duda la cúrcuma es el rey de los antioxidantes, pero no es la única especia valiosa que contiene este clásico condimento, ni tampoco nuestra despensa. En la mayoría de curris se incluye cardamomo, cúrcuma, fenogreco, comino y pimentón picante, pero algunos contienen además otras especias, como el jengibre, el clavo, la nuez moscada, el cilantro, la mostaza, el ajo, el hinojo y la pimienta negra.

Echemos un rápido vistazo a algunas de las especias corrientes y a sus sorprendentes virtudes.

Pimienta negra

En cuanto notamos el sabor de la pimienta negra, en nuestro estómago se produce un aumento de la secreción del ácido clorhídrico, lo que facilita la digestión y en especial la de las proteínas. Por ello la tradición médica popular considera que la pimienta negra es un carrninativo, una substancia que ayuda a evitar los gases.

* La pimienta negra presenta importantes efectos antibacterianos.
* El envoltorio externo de los granos de pimienta estimula la descomposición de las células grasas.
* La pimienta negra contiene un fenol denominado piperina, importante agente antioxidante y antiinflamatorio que facilita la absorción de una serie de vitaminas, minerales, antioxidantes y aminoácidos.
* Ciertos estudios han demostrado que la pimienta inhibe el desarrollo de los tumores sólidos.

Cardamomo

El cardamomo, denominado a veces granos del paraíso, es una planta aromática, de sabor acre, cuya utilización se remonta al siglo VIII en la India. Los estudios realizados en laboratorio demuestran que la actividad del cardamomo es superior a la de la vitamina E y de la vitamina C. Esta deliciosa y fragante vaina nos proporciona una extraordinaria protección antioxidante.

Canela

La historia de la canela como especia y remedio se remonta al antiguo Egipto y es mencionada en la Biblia. Una corteza de árbol aromática que se convirtió en una de las primeras mercancías que fueron objeto de comercio entre Próximo Oriente y Quropa. La canela de Ceilán, cultivada ahora casi en todo el mundo, es la mejor variedad.

- La canela estimula los receptores de insulina y aumenta la capacidad de las células para la absorción de la glucosa. Así pues, puede resultar una ayuda significativa para las personas que han contraído la diabetes de adultos, ya que puede normalizar sus niveles de azúcar en la sangre. Efectivamente, menos de media cucharadita de canela al día reduce de manera importante los niveles de azúcar en la sangre en las personas que han contraído la enfermedad de adultas. Un solo gramo de canela al día (aproximadamente entre una cuarta parte y media cucharadita) provoca un descenso del 20 % en el nivel de azúcar en la sangre, al tiempo que reduce los niveles de colesterol y triglicéridos. Es algo de suma importancia ya que uno de los factores clave para frenar las señales del envejecimiento en el rostro y el cuerpo es la regulación del azúcar en la sangre. Al parecer, el simple hecho de agitar una rama de canela en el té o la infusión nos proporcionará un descenso de los niveles de azúcar en la sangre.

- La canela ayuda a reducir la inflamación.
- Los aceites esenciales de canela contribuyen a detener el crecimiento de bacterias y hongos.
- Una prueba en la que se comparaba la canela con el anís, el jengibre, el regaliz, la menta, la nuez moscada, la vainilla y los conservantes alimenticios sintéticos BHA y BHT demostró que la canela evitaba la oxidación de una forma más eficaz que las otras substancias, a excepción de la menta.
- El perfume de la canela intensifica las funciones cognitivas del cerebro, como la atención, la memoria y las reacciones visuales y motrices.
- La canela es un elemento muy apreciado en la medicina tradicional china y ayurvédica por sus virtudes reconfortantes, y se utiliza también para aliviar los síntomas de resfriados y gripes. Cuando tengamos la sensación de que se avecina una infección, preparemos una infusión con corteza de canela y jengibre fresco.

Semillas de cilantro

En Europa se utilizaba tradicionalmente el cilantro como tratamiento contra la diabetes; en la medicina tradicional ayurvédica es apreciado por sus virtudes antiinflamatorias. Las investigaciones actuales han corroborado estas creencias e indican que el cilantro puede reducir los niveles del colesterol total y del LDL (malo) en la sangre y provocar al mismo tiempo un aumento de los niveles de HDL (colesterol bueno). El cilantro es rico en fitonutrientes, entre los que cabe citar los flavonoides y ácidos fenólicos.

Comino

Las investigaciones indican que las semillas de comino poseen importantes propiedades antioxidantes, antiinflamatorias, anticancerígenas, analgésicas y antimicrobianas. El comino y el aceite de comino estimulan un aumento del índice de glutatión en el organismo, aumentan la circulación de la sangre y ayudan al hígado a sintetizar compuestos importantes, al tiempo que mejoran la circulación de la bilis. El aceite de comino, un antiséptico de gran eficacia, evita la formación de toxinas micótidas y resulta definitivo contra parásitos, bacterias y hongos. Un estudio reciente determinaba que los aceites esenciales de las semillas de comino negro podían considerarse como un importante remedio analgésico y antiinflamatorio.

Fenogreco

Esta fibrosa semilla que encontramos en la mezcla del curri constituye un tratamiento ayurvédico tradicional contra la diabetes y la obesidad. Las investigaciones confirman que estabiliza el azúcar de la sangre de forma tan eficaz como el medicamento glibenclamida, reduce los niveles de lípidos en la sangre y, en pruebas realizadas con animales que padecían diabetes, ha demostrado poseer unas importantes propiedades antioxidantes y antiinflamatorias. Tiene asimismo propiedades anticancerígenas y antimicrobianas.

Un estudio reciente demostraba que un aminoácido presente en las semillas de fenogreco (4–hidroxisoleucina) podría reducir la resistencia a la insulina –un marcador de riesgo y uno de los primeros signos de la diabetes– señalando con rapidez la presencia de insulina en los tejidos periféricos y en el hígado. Además, este aminoácido mejora la sensibilidad respecto a la insulina, un importantísimo efecto terapéutico en el tratamiento de la diabetes y para aquéllos que siguen un régimen antienvejecirniento. El fenogreco posee asimismo capacidad antiglicación, algo muy importante para evitar la formación de amigas.

Si uno reflexiona se da cuenta de que nosotros, los seres humanos, tenemos más suerte que muchas otras especies animales. No estamos obligados a tomar los mismos alimentos un día tras otro. Con la combinación del arco iris de los alimentos, los superalimentos, las plantas aromáticas y las especias tenemos millones de posibilidades de variar nuestros menús.

Y hemos encontrado también la forma de suministrar a nuestro organismo los nutrientes que no obtenemos o no podemos obtener de los alimentos que ingerimos.

El poder antienvejecimiento del ejercicio

Sin duda el lector habrá oído miles de veces que el ejercicio es vital para la salud. Existen muchos estudios que demuestran que con el ejercicio se pueden eliminar kilos, reducir la incidencia de las enfermedades cardíacas, bajar la tensión sanguínea, mejorar el estado de ánimo, resolver problemas de insomnio e incluso reducir el riesgo de determinados cánceres.

Muchos estudios han constatado que las ventajas del ejercicio para la piel se asemejan a las que esta actividad reporta en los huesos y músculos. Sin una actividad física regular, los huesos se vuelven frágiles y los músculos se atrofian. Observando bajo el microscopio la piel de los atletas quedan claras las consecuencias de su buena forma física. Su piel tiene más consistencia y posee un colágeno más saludable.

Prácticamente todos los tipos de ejercicio tienen un efecto contundente, positivo y antiinflamatorio en nuestras células. Cuando se consume energía a través del ejercicio, se consigue un aumento de la vitalidad, y por desgracia muchos de nosotros lo pasamos por alto. Muchísimas personas consideran el ejercicio como una dura tarea: un proceso que les quita tiempo, una actividad que produce dolor o resulta excesivamente rigurosa. Y no tiene por qué ser así. El ejercicio simple, como un paseo a paso ligero todos los días, puede reportar importantes cambios en nuestra salud y belleza. Las ventajas del ejercicio –en especial, el aumento del nivel de las endorfinas del «sentirse bien» – pueden llegar a ser adictivas.

El ejercicio es un maravilloso liberador de tensión, una gran ayuda en nuestras vidas, tan marcadas por esta. Todas las ventajas que se han descrito sobre el ejercicio contribuyen en nuestra sensación de bienestar, en la mejora del metabolismo y el aumento de la resistencia. En cuanto iniciemos un programa regular de ejercicios, empezaremos a preguntarnos cómo vivíamos antes sin esta actividad. La buena forma física incluye tres elementos distintos aunque relacionados: el cardiovascular, la fuerza muscular y la flexibilidad. Cada uno exige un tipo de ejercicio distinto, y un programa de ejercicios completo debe incluirlos todos.

La salud cardiovascular exige ejercicio aeróbico, como andar, ir en bicicleta, en patines, nadar o correr. El ejercicio cardiovascular mantiene el bombeo de la sangre y mejora nuestro metabolismo, de forma que el alimento se convierte con más rapidez en energía y se quema.

El ejercicio de resistencia o entrenamiento con pesas crea músculo y estimula la fuerza muscular. Cuanto más masa muscular poseemos, más energía consumimos, y ello significa que quemamos más calorías. El tejido muscular es más compacto que la grasa; si poseemos más músculo que grasa tendremos un aspecto más esbelto y con más tono.

La flexibilidad es un importante componente de cualquier programa antienvejecimiento. La capacidad de moverse de forma adecuada –disponer de toda la gama de movimientos– es la mejor protección contra las lesiones. Si nos mantenemos flexibles, nos mantendremos también activos cuando seamos mayores: este es el secreto de la juventud.

Con el ejercicio cardiovascular aumenta el ritmo cardíaco y la sangre circula de una forma más eficaz, las células pueden absorber mejor los nutrientes y eliminar los residuos. El ejercicio aumenta el consumo de oxígeno y este constituye la base de la producción de energía. Todos sabemos que la energía es el factor primordial de la juventud. Las células jóvenes poseen altos niveles de energía, mientras que las células viejas se caracterizan por una disminución de dichos niveles. Los altos niveles de energía permiten a las células su autorreparación y la resistencia frente a la tensión. El ejercicio, incluso moderado, practicado tres veces al día, es capaz de aumentar los niveles de energía en el plano celular, donde se producen los efectos del envejecimiento.

Con el ejercicio tomaremos más agua, pues la sensación de sed aumentará. La adecuada hidratación es clave para el ejercicio. No hay que olvidar que todas las reacciones bioquímicas en el ámbito celular tienen lugar con la presencia del agua. He constatado que los pacientes que hacen ejercicio con regularidad beben mucha más agua que los que no lo practican; como consecuencia, sus células están mejor hidratadas. Con esto disminuye la inflamación y su aspecto es más joven y saludable.

El agua es salud

El agua constituye el 70% del cuerpo humano y es considerado un alimento ya que contiene varios electrolitos, que son nutrientes. Es por ello que se necesita de ella para realizar una multitud de funciones vitales.

Nuestro cuerpo pierde alrededor de dos litros de agua por día entre la respiración, la transpiración y la orina, es por ello que se aconseja consumir dos litros de agua diarios como mínimo. En la actividad deportiva es ideal beber agua antes, durante y después de la misma y es aconsejable no esperar a tener sed para beber agua, ya que puede ser un síntoma de deshidratación.

El agua es importante para el organismo ya que actúa en la generación de las células, ayuda en la digestión, participa en las señales eléctricas entre músculos, transporta la sangre y elimina los desechos y los filtra a través de los riñones. Ayuda a regular la temperatura en nuestro cuerpo. Además contribuye a mantener menos espesa la sangre y a nuestro corazón a bombearla mejor. Contribuye también en la hidratación de la piel.

Se ha demostrado que el ejercicio de resistencia –con la utilización de pesas ligeras– reporta grandes ventajas. Con estos ejercicios aumentamos la fuerza y la masa muscular, que es lo que nos protege contra las lesiones que podríamos infligimos con las simples actividades cotidianas.

El aumento de la masa muscular implica una metabolización más rápida del azúcar en la sangre (el tejido muscular es muy activo y quema el azúcar de la sangre). Con ello se mantienen bajos los niveles de azúcar y se evita la inflamación.

El ejercicio de resistencia consigue aumentar también la densidad ósea. Esta puede disminuir de forma significativa con la edad, en especial en las mujeres postmenopáusicas, propensas a desarrollar osteoporosis. Echemos un vistazo a nuestro alrededor: veremos incluso a muchos hombres mayores encorvados, de aspecto frágil. La pérdida de masa ósea en una época concreta puede llevar a las fracturas posteriores, que resultan debilitantes y en alguna ocasión, mortales. Todos tenemos un pariente mayor que se ha roto la cadera. Un programa sencillo de ejercicios de resistencia con pesas ligeras nos asegurará una densidad ósea estable y saludable toda la vida, independientemente de la edad que tengamos.

Los ejercicios de flexibilidad evitan la atrofia muscular y mantienen nuestra elasticidad, agilidad y ligereza. Los estiramientos antes y después de los ejercicios protegerán nuestros músculos contra las lesiones y conseguirán un efecto globalmente relajante.

¿Qué es estar en forma?

Si preguntamos a distintas personas qué es estar en forma, probablemente obtendremos cinco respuestas distintas. Cuando formulo la pregunta a mis pacientes, sus respuestas oscilan entre «sentirte tranquila en bikini» y «ser capaz de realizar un ejercicio de pesas con ciento cincuenta kilos». Se trata de unos factores que podrían caracterizar un cuerpo en forma, pero no es necesariamente así. La que lleva bikini puede ser anoréxica y la que levanta las pesas puede estar atiborrada de esteroides. Estar en forma es en realidad la medida de la capacidad del cuerpo para funcionar con toda su capacidad.

Sabemos que el ejercicio incrementa la capacidad del sistema inmunológico para evitar infecciones, e incluso cánceres. Con el ejercicio puede disminuirse el porcentaje de grasa corporal y evitar los peligros de la obesidad, entre los cuales cabe citar la resistencia a la insulina, la diabetes y las enfermedades cardíacas. Existen pruebas que demuestran que el ejercicio cardiovascular regular disminuye las posibilidades de sufrir pérdida de memoria relacionada con la edad y senilidad. Los estudios demuestran que las personas que practican ejercicio con regularidad no presentan la pérdida de tejido cerebral típica de los que siguen un estilo de vida sedentario.

El ejercicio regular mejora el estado de ánimo y es un factor importantísimo que determina la calidad de vida. Muchos estudios han demostrado que el ejercicio puede resultar tan efectivo como un medicamento contra la depresión para estabilizar el estado de ánimo. Las personas mayores que lo practican con regularidad (incluso con tan solo un paseo diario) son mucho menos propensos a la depresión. Además, al hacer ejercicio sudamos y con el sudor eliminamos muchas toxinas del cuerpo.

En un plano puramente superficial vemos que quienes llevan a cabo ejercicio físico tienen una mejor circulación de la sangre en la piel, lo que les proporciona un brillo saludable y una apariencia atractiva. Al mejorar la circulación en la piel, disminuye también las posibilidad de la aparición de las arrugas.

El poder de la hormona del crecimiento

La hormona del crecimiento es la auténtica hormona «de la juventud». Es anabólica; crea músculo, aumenta la vitalidad de los sistemas orgánicos corporales y disminuye los niveles de cortisol, la hormona de la tensión. Está en contraste directo con el cortisol, que es catabólico, se descompone en el cuerpo y lleva a una pérdida de músculo y hueso, así como de células cerebrales. Cuando se libera la hormona del crecimiento, en nuestro cuerpo se producen una serie de reacciones positivas. La hormona del crecimiento aumenta la capacidad de aprendizaje y posee un efecto positivo en la memoria en general. La hormona del crecimiento tiende a reducir la grasa corporal y a aumentar la masa muscular magra, probablemente las dos mayores obsesiones de los hombres y mujeres de todas las edades.

La emisión de la hormona del crecimiento aumenta la densidad ósea y mantiene la salud de todos los órganos vitales, entre los cuales cabe citar el corazón, los pulmones y los riñones. A medida que nos hacemos mayores, la emisión normal del cuerpo de la hormona del crecimiento disminuye. En realidad, desciende de modo espectacular en la vejez. Y ello provoca pérdida muscular, aumento de la grasa corporal, pérdida de memoria, más susceptibilidad frente a las enfermedades degenerativas y una ralentización de la capacidad para aprender nuevas tareas (como programar un vídeo o una agenda electrónica). En cambio los jóvenes, que disponen de una emisión constante de la hormona del crecimiento poseen una impresionante capacidad de aprendizaje: suelen dominar tareas complicadas, aprender nuevas lenguas y retener sin problemas cientos de nombres de deportistas conocidos. Por otro lado, rebosan energía y —siempre que eviten alimentarse a base de comida rápida, dejen a un lado los videojuegos y la tele— no tienen un exceso de grasa corporal.

Cuando va disminuyendo la producción de la hormona del crecimiento, nosotros, los adultos, tenemos un as en la manga: el ejercicio. Se ha demostrado que el ejercicio regular consigue incrementar la secreción de la hormona del crecimiento en el cuerpo, a pesar del aumento de los años. Cuando esta hormona se libera con regularidad, la piel se vuelve más consistente y la persona presenta un aspecto más joven.

El ejercicio también ayuda a regular otras hormonas esenciales del cuerpo, por ejemplo, la insulina. Con el ejercicio regular, aumentamos la sensibilidad de la insulina en las células, y así desciende el azúcar en la sangre, un exceso del cual lleva al envejecimiento prematuro. Los ejercicios de resistencia aumentan asimismo los niveles de las hormonas sexuales, probablemente afectan a nuestro estado de ánimo e incrementan la masa muscular y los niveles de energía. Por poco ejercicio que hagamos, notaremos el cambio en nuestra vida. En este capítulo se incluyen algunos planes de ejercicios que no exigen mucho tiempo o vigor y en cambio reportan grandes compensaciones.

Corazón y pulmones sanos

Los latidos fuertes, lentos y constantes constituyen la base de un cuerpo sano. Es básico un sistema cardiovascular fuerte para que el oxígeno llegue a las células, para que estas puedan consumirlo y para que los vasos sanguíneos transporten los productos residuales celulares. Sin el adecuado oxígeno, todos los órganos del cuerpo se resienten. Para mejorar la provisión de oxígeno, tenemos que estar en forma en el plano cardiovascular por medio del ejercicio regular.

El corazón es un músculo que bombea la sangre por todo el cuerpo. Como músculo, se fortalece con el ejercicio aeróbico y aumenta así su capacidad para repartir más oxígeno. Cada ejercicio que aumenta el ritmo cardíaco –andar, saltar, montar en bicicleta, incluso saltar a la cuerda– incrementa la capacidad del corazón de proporcionar más oxígeno con menos esfuerzo.

A fin de aumentar la capacidad aeróbica, es preciso hacer trabajar el corazón de veinte a treinta minutos a la semana. Durante muchos años, los preparadores físicos han considerado que el ejercicio aeróbico eficaz tenía que llevarse a cabo a un ritmo óptimo o casi óptimo, es decir, entre el 60 y el 80 por ciento del propio ritmo cardíaco.

Para calcularlo, restaremos nuestra edad de 220 y luego calcularemos el 60 por ciento y el 80 por ciento de la cifra resultante. Si tenemos 40 años, por ejemplo, nuestro ritmo cardíaco máximo es el 80 por ciento de 180, es decir, 144; y el ritmo cardíaco mínimo sería el 60 por ciento, o sea 108. Por consiguiente, deberíamos llevar a cabo el ejercicio a nuestro ritmo óptimo: entre 108 y 144 latidos. Para hacer un seguimiento del ritmo cardíaco, los preparadores nos aconsejan tomarnos el pulso durante 10 segundos mientras hacemos ejercicio y multiplicar luego la cifra por seis para conseguir el ritmo cardíaco por minuto.

Todo esto exige mucho control y no creo que sea necesario para nuestros objetivos. La experiencia me ha demostrado que los programas de ejercicios intensivos y reglamentados ya crean suficientes problemas y tensiones. Cuando el ejercicio exige demasiado, muchas personas sufren lesiones típicas del deporte o abandonan porque les roba mucho tiempo. El ejercicio excesivo puede desencadenar la emisión de cortisol, la hormona de la tensión y acelera el envejecimiento. La clave para una rutina adecuada es la actividad regular que crea poco a poco y continuamente la fuerza aeróbica. Siempre es mejor practicar el ejercicio con regularidad y moderación que llevar a cabo sesiones esporádicas en las que uno suda a mares.

Fuerza y resistencia muscular

La fuerza muscular, la segunda pauta para estar en forma, es la capacidad de levantar un peso, mientras que la resistencia es la capacidad de levantarlo con más rapidez y repetidamente. La fuerza y la resistencia están claramente relacionadas. Ambas utilizan el entrenamiento con pesas para tonificar los músculos. Por medio del ejercicio progresivo de resistencia se desarrolla la fuerza. Se utilizan pesas en los movimientos corporales normales, como el de flexionar el brazo por el codo. Las pesas bastan para sobrecargar los músculos, al forzar la contracción en su capacidad máxima. La resistencia, o peso, se incrementa con el desarrollo de los músculos. Se va avanzando con más rapidez a partir de la dura resistencia y las repeticiones. Luego los músculos se recuperan durante cuarenta y ocho horas, hasta la próxima sesión de preparación. Cada una de ellas exige, para cada grupo muscular, entre cuatro y ocho repeticiones.

Se desarrolla la resistencia en un programa de sit–ups y de push–ups. La clave radica en la repetición, pues se va aumentando gradualmente el número de estas hasta que aparece el agotamiento. Cuando uno empieza, por ejemplo, probablemente podrá realizar solo cinco sit–ups. Al mes siguiente habrá ido aumentando su capacidad y podrá realizar ya quince sit–ups, invirtiendo el mismo esfuerzo que había puesto al principio para concluir los cinco primeros.

La relación existente entre la preparación con pesas y la piel

Levantar unas mancuernas de metal puede parecer un sistema curioso de conseguir un cutis más terso, pero el éxito es indiscutible. El entrenamiento de resistencia libera la hormona del crecimiento y al tiempo aumenta la masa muscular. También consigue reducir la tensión y con ello descienden los niveles de cortisol catabólico y destructivo. En la piel esto se traduce en un aumento del crecimiento celular y una restauración de las fibras de colágeno. Unos músculos más fuertes aumentan la capacidad de trabajo del cuerpo, ya sea para el movimiento, el pensamiento o el metabolismo en el plano celular. Cuando las células consiguen metabolizar correctamente los alimentos para conseguir energía y reparación, están más dispuestas a gestionar el desarrollo de los radicales libres y la inflamación que lo acompaña.

La prueba de la flexibilidad

Inclinémonos hacia delante desde la cintura con las piernas separadas. Sin flexionar las rodillas, con las puntas de los dedos tocaremos las de los pies. Si somos capaces de conseguirlo, poseemos ya un cuerpo sólido y joven. Si no llegamos a hacerlo, no debemos preocuparnos. Después de tan solo quince días siguiendo un plan contra las arrugas recuperaremos la flexibilidad en las articulaciones y los músculos. La flexibilidad nos permite utilizar los músculos en toda la gama de movimientos. Los ligamentos y las articulaciones que se extienden con facilidad aseguran al cuerpo la capacidad de abordar todo tipo de ejercicios sin riesgo de lesión. ¿A alguien le interesa tener un cuerpo rígido, que cruje? Manteniéndonos flexibles nos mantendremos jóvenes.

¿Hasta qué punto estamos en forma?

Cuando he terminado con mi «grado de ejercicio» con los nuevos pacientes, compruebo que están dispuestos a salir lanzados hacia el primer gimnasio que encuentren, a hacerse socios para toda la vida. Este entusiasmo es fantástico, pero antes de empezar, cada cual debe determinar hasta qué punto está en forma para decidir cuál es el programa que le funcionará mejor. El método más fiable para determinarlo se establece en un laboratorio y con él se calcula la cantidad de oxígeno que consume la persona al pedalear con una bicicleta estática o correr en un pasillo mecánico. A esta medida se le denomina el VO2–Max y se refiere al máximo volumen de oxígeno que puede aspirar y utilizar el cuerpo durante sesenta segundos de ejercicio intensivo. Cuanto mayor sea el VO2–Max, más elevada será la toma de oxígeno y más en forma estará la persona. Se ha demostrado que el VO2–Max de los que corren en una maratón es doble del de las personas que apenas hacen ejercicio.

La prueba del VO2–Max es precisa, pero cara. Por el precio de un cronómetro y un taburete de 25 cm puede calibrarse cómodamente en casa el nivel de forma de una persona. Esta prueba de tres minutos, denominada «step test» calibra la capacidad del cuerpo en cuanto a recuperación después del agotamiento. Cuanto antes recupera el cuerpo la normalidad, más en forma está la persona. Con esta prueba sencilla y económica, aparte de comprobar nuestro nivel de forma, podemos medir nuestras mejoras al seguir con el programa de actividad física. La prueba no tiene complicaciones, aunque las personas mayores de treinta y cinco años o con un historial de problemas cardíacos deberían consultar al médico antes de realizarla.

El «Step Test»

1. Tomar el pulso en reposo. (Contar el pulso durante diez segundos y multiplicarlo por seis.)
2. Colocar un taburete de 25 cm en una superficie plana.
3. Subir con el pie derecho y luego con el izquierdo.
4. Bajar con el pie derecho y después con el izquierdo.
5. Completar la combinación de subir y bajar en cinco segundos.
6. Con un cronómetro en la mano, subir y bajar durante tres minutos.
7. Detenerse. Descansar treinta segundos.
8. Tomarse de nuevo el pulso.
9. Si el pulso ha aumentado unos pocos latidos en relación con el que se ha tomado en reposo, la persona está en perfecta forma.
10. Si el ritmo del pulso ha aumentado diez latidos respecto a la toma en reposo, la persona está en una forma entre

buena y media, a un nivel con capacidad para la mejora. Empezará el programa al nivel inferior e irá aumentando hacia los superiores.

11. Un pulso que supere en quince latidos o más la toma en reposo indica que se está poco en forma. Los resultados aconsejan empezar poco a poco para ir alcanzando resistencia. Todo el mundo puede hacerse la prueba en cualquier momento del programa para comprobar si está más en forma y si está dispuesto a intensificar la preparación.

El plan para ponerse en forma y eliminar las arrugas

Independientemente de nuestro nivel en cuanto a la forma física, un programa completo es aquel que combina ejercicios para la flexibilidad, la salud cardiovascular, la fuerza y la resistencia.

Cada sesión se iniciaba con cinco minutos de estiramientos como precalentamiento y concluía con cinco minutos de enfriamiento. Cada cual debe decidir cuándo llevará a cabo los ejercicios. En realidad parece que funciona mejor si uno establece una rutina. Podemos hacer combinaciones, por ejemplo, ejercitarnos en los aeróbicos por la mañana y dejar las pesas para la tarde, lo que nos funcione mejor. Debemos cercionarnos de que el ejercicio diario forma parte de nuestra vida, una actividad que hemos planificado. Nadie tiene que convencernos para que nos cepillemos los dientes. Si bien la falta de ejercicio tiene unos efectos mucho más graves sobre nuestra salud y nuestro aspecto, muchos se resisten a incorporar el ejercicio de forma natural en sus vidas. Hemos diseñado el programa para poderlo llevar adelante en la comodidad de la casa. La persona que considere más estimulante ir al gimnasio, puede optar por esta solución. Lo que cuenta es que cada cual encuentre la forma que más se adapte a él.

Calentamiento y enfriamiento

Los ejercicios de calentamiento son necesarios para que los músculos y las articulaciones reciban más sangre y así puedan abordar el aumento de actividad. Sin el precalentamiento, los músculos están entumecidos. Pueden sufrir una tensión excesiva y entonces el estiramiento resultaría incómodo, es decir, doloroso. Si preparamos los músculos para la sesión, reduciremos las posibilidades de lesión y dolor.

También es muy importante el enfriamiento, pues hay que reducir poco a poco el ritmo cardíaco. Si detenemos bruscamente la actividad máxima con los correspondientes latidos y pasamos a la inactividad, podemos marearnos o experimentar serios problemas. Después de la sesión, hay que estirar los músculos para que puedan relajarse. ¿Estamos a punto? Vamos a calentar esos músculos.

Combinaciones en flexibilidad

Un cuerpo flexible y ágil se mueve fácilmente y con rapidez. Los músculos y las articulaciones reciben la sana provisión de oxígeno que estimula el crecimiento y la reparación. El programa para estar en forma y la eliminación de las arrugas presenta seis combinaciones de estiramiento y flexibilidad que tonifican y preparan todo el cuerpo. Deben practicarse las sesiones de calentamiento antes del ejercicio aeróbico o el entrenamiento con pesas y también como enfriamiento al final de una sesión de ejercicios de treinta minutos.

Escogeremos una ropa cómoda y holgada. Pantalón corto y camiseta o chándal o mallas, por ejemplo. Las mujeres con bastante pecho podrían utilizar sujetador de sport. Pueden llevarse a cabo los ejercicios con zapatillas deportivas o con los pies descalzos. Sería conveniente disponer de una esterilla para que resulten más cómodos los ejercicios en el suelo.

Hay que asegurar que cada movimiento de estiramiento se realiza con lentitud y suavidad. Este movimiento, si se lleva a cabo de forma adecuada, crea una ligera tensión en los músculos y las articulaciones, algo parecido a lo que experimentamos en los ejercicios de yoga. Evitaremos los saltos y los movimientos bruscos, todo aquello que era el pan de cada día en las clases de educación física del instituto. Estos movimientos forzados pueden ejercer una presión excesiva o incluso desgarrar los músculos y crear una inflamación no prevista.

Presentamos los ejercicios en la secuencia en la que deben realizarse durante el programa diario. Estas combinaciones conseguirán que trabajen todos los grupos musculares del cuerpo. El estiramiento proporciona una sensación agradable: elimina los problemas.

No pretendamos saltarnos el calentamiento ni el enfriamiento. Nos robarán tan solo unos minutos y nos ayudarán a evitar dolores y lesiones musculares.

Combinación en flexibilidad 1

Para fortalecer los músculos de las piernas, nos apoyaremos en la pared y avanzaremos el pie derecho. Hay que mantener el izquierdo apoyado en el suelo y la rodilla sin flexionar. Mantendremos la posición durante diez segundos. Notaremos el estiramiento en la parte posterior de la pierna izquierda. Repetiremos con la pierna izquierda hacia delante y la derecha estirada detrás. Repetir tres veces.

Con los brazos extendidos hacia atrás, entrelazaremos los dedos y empujaremos los brazos hacia arriba y hacia atrás. Hay que mantener el pecho hacia fuera y la cabeza erguida. Notaremos el estiramiento en los hombros. Repetir tres veces.

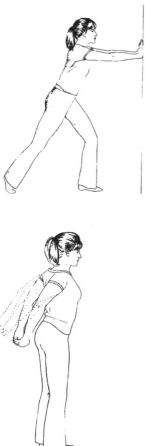

Combinación en flexibilidad 2

Con un brazo apoyado en la pared, agarraremos un pie o tobillo por detrás. Lo empujaremos suavemente hacia las nalgas sin flexionar
la cintura. Mantendremos la posición durante veinte segundos. Notaremos el estiramiento en la parte delantera del muslo. Haremos
lo mismo con el otro pie. Repetir tres veces.

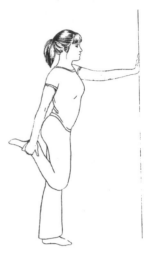

De pie, los pies juntos, colocaremos las
manos en la nuca y haremos girar la parte
superior del cuerpo hacia la derecha y luego
hacia la izquierda lo máximo que podamos.
Notaremos el estiramiento en la cintura y
la parte inferior de la espalda. Repetir entre
cuatro y seis veces.

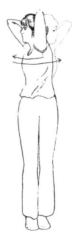

Combinación en flexibilidad 3

De pie, con el cuerpo erguido, agarraremos los extremos de una toalla
por detrás de la cabeza y mantendremos la posición mientras contamos

hasta diez. Notaremos el estiramiento en los hombros y la parte superior de los brazos.

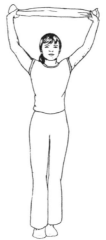

Daremos un largo paso adelante con el pie derecho. Colocaremos las manos sobre la rodilla derecha y nos inclinaremos hacia delante. Mantendremos la posición mientras contamos hasta diez. Notaremos el estiramiento en ambos muslos. Cambiaremos de pierna y procederemos al estiramiento sobre la rodilla izquierda.

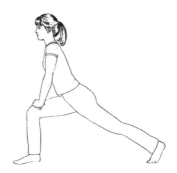

Combinación en flexibilidad 4

De pie, con las piernas algo separadas. Extendemos los brazos por encima de la cabeza en dirección al techo. Notaremos el estiramiento en los brazos, hombros y columna. Mantendremos la posición mientras contamos hasta cinco y seguidamente nos inclinaremos hacia delante y balancearemos las manos entre las piernas. Notaremos el estiramiento en la parte posterior de los muslos y la parte inferior de la espalda. Mantendremos la posición mientras contamos hasta cuatro. Repetir tres veces.

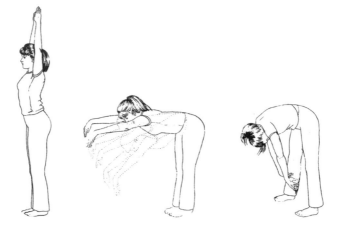

Tumbados boca arriba, flexionaremos las rodillas y empujaremos las piernas hacia el pecho con los brazos. Mantendremos la posición mientras contamos hasta seis. Notaremos el estiramiento en las nalgas y el estómago. Repetir entre cuatro y seis veces.

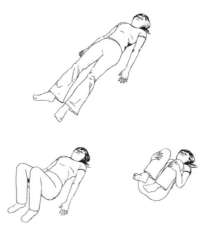

Combinación en flexibilidad 5

Flexionaremos los brazos por los codos y los levantaremos hacia los hombros. Empujaremos los brazos hacia fuera y hacia atrás. Notaremos el estiramiento en la parte superior de los brazos.

Repetir entre cuatro y seis veces.

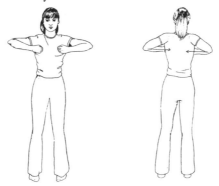

Levantaremos la pierna derecha por delante del cuerpo flexionando la rodilla hasta que podamos agarrar el tobillo o la parte inferior de la espinilla. Si hace falta, flexionaremos la rodilla de la pierna que se apoya en el suelo. Mantendremos la posición mientras contamos hasta cinco. Notaremos el estiramiento en el muslo. Haremos lo mismo con la pierna izquierda. Repetir cuatro veces.

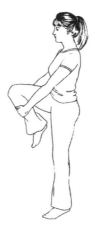

Combinación en flexibilidad 6

De pie, con el cuerpo erguido, separaremos las piernas hasta una posición que nos resulte cómoda. Juntaremos las manos por encima de la cabeza y flexionaremos el cuerpo por la cintura hacia la derecha. Pondremos de nuevo el cuerpo recto y lo flexionaremos otra vez hacia la izquierda. Repetiremos la flexión hacia la derecha. Notaremos el estiramiento en la parte posterior de los muslos y en la cintura. Repetir entre tres y seis veces.

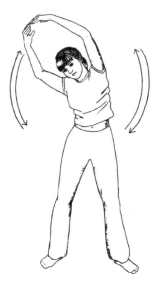

Tumbados boca arriba con las piernas tocando el suelo. Flexionaremos la rodilla derecha y la empujaremos hacia el pecho. La haremos deslizar hacia abajo y repetiremos el ejercicio con la pierna izquierda. Notaremos el estiramiento en el estómago y las nalgas. Repetir entre tres y seis veces.

Debemos recordar que, independiente-mente del tipo de ejercicio que escojamos,

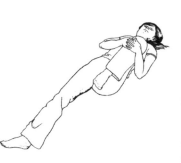

hay que hacer precalentamiento y enfriamiento antes y después de cada sesión de veinte–treinta minutos. Empecemos y acabemos los ejercicios cardiovasculares o de entrenamiento con pesas con unos suaves estiramientos de cinco minutos. Al finalizar la sesión, llevaremos a cabo los estiramientos con suavidad como enfriamiento, para volver poco a poco al ritmo cardíaco normal. No olvidemos tomar un vaso de agua fría para recuperar el líquido perdido durante el ejercicio.

Ejercicio de aeróbic

Tenemos que completar un mínimo de tres sesiones de entre veinte y treinta minutos de ejercicios de aeróbic cada semana. Estos pueden englobar el paseo, la carrera, la natación, la bicicleta, la utilización de una máquina *Stair Master*, etcétera. Para los que acaben de empezar un programa, se recomiendan dos formas específicas de aeróbic: andar a paso ligero y danza aeróbica. Andar es algo que todo el mundo sabe hacer. No exige instalaciones o equipos especiales. Incluso la persona más ocupada tendrá veinte minutos al día para andar. Debe hacerse a paso ligero, sin pararse a mirar escaparates ni a tomar algo. (Tenía un paciente que se quejaba de que había ganado peso siguiendo el programa. Resultó que en su paseo matinal pasaba por delante de una tienda de donuts, donde cada día compraba un tipo distinto de pastel, que comía mientras andaba.) Si ya estamos en forma, tendremos que andar más distancia y más deprisa para conseguir más ventajas físicas. Cuarenta minutos de ejercicio aeróbico convertirán nuestro cuerpo en una máquina de quemar grasa.

Andar funciona. Eso es lo que demostró un estudio llevado a cabo con hombres y mujeres de mediana edad que estaban poco en forma y empezaron a andar por un pasillo mecánico cuatro veces a la semana durante cuarenta minutos. A los cinco meses, su VO2–Max había aumentado casi un treinta por ciento y su ritmo de pulso descendió una media de diez puntos.

Los programas centrados en el andar son seguros, simples y efectivos y tienen un índice de abandono de la mitad respecto a las otras actividades. El equipo necesario es el mínimo. Hay que disponer de unos buenos zapatos flexibles, ligeros y que se ajusten bien al pie. Los calcetines deben ser gruesos para la máxima protección de este. Existen unos calcetines especiales para correr, con doble capa protectora. En invierno, un gorro y unos guantes nos ayudarán a mantener la temperatura del cuerpo, puesto que perdemos una parte de esta a través de la cabeza y las manos. En tiempo caluroso y soleado llevaremos gorra o sombrero con visera y crema protectora.

La postura correcta nos reportará los máximos beneficios y evitará el dolor muscular. Mantengamos el cuerpo erguido y no nos inclinemos ni miremos los pies. Intentaremos que una parte del paseo se haga cuesta arriba y en este punto balancearemos los brazos para incrementar la intensidad del ejercicio. Para quemar más calorías, podemos transportar unas mancuernas de medio kilo o de kilo. La danza como medio aeróbico de ponerse en forma

Otro de los ejercicios aeróbicos al que se ajustan mis pacientes y lo siguen con facilidad es la danza aeróbica. No es difícil apuntarse a uno de estos programas, ya sea en un gimnasio o en otro local donde se imparta. Por la mañana, entre las siete y las nueve, suelen dar programas de ejercicios aeróbicos por televisión. Busquemos por los canales y sin duda encontraremos alguno en que un hombre o una mujer que están muy en forma dirigen unos ejercicios. Podemos seguirlos durante veinte o treinta minutos y habremos concluido una práctica cardiovascular de primera. Si tenemos la mañana demasiado ajetreada, podemos podemos visualizar por Internet algún programa de ejercicios y seguirlo a la hora que más nos convenga. Los movimientos rítmicos siguiendo la música constituyen un sistema extraordinario para aumentar la circulación y estimular el metabolismo. Sigamos unos ejercicios de bajo impacto. Los saltos y los giros en los ejercicios aeróbicos pueden incrementar la intensidad, pero implican un alto riesgo de lesiones. Los estudios demuestran un índice de lesiones del 40 por ciento entre los participantes y hasta un 75 por ciento de los instructores de aeróbic de alto impacto sufren lesiones en articulaciones o músculos. El aeróbic de bajo impacto, además de resultar menos agotador, es mucho más seguro y también mejora la salud global y nos mantiene en forma. Los investigadores descubrieron que un grupo de participantes en un programa de aeróbic de seis semanas registró un aumento de un 14 por ciento en la forma física cardiovascular. Se trata de un tipo de ejercicio que exige un equipo mínimo. Hay que llevar una camiseta holgada y un pantalón corto de gimnasia para asegurar la ventilación y la libertad de movimientos. Podemos calzamos zapatillas de deporte, pero debemos asegurarnos de que el pie se ajuste perfectamente a ellas. Unas zapatillas algo sueltas pueden causar ampollas.

Si este se convierte en nuestro deporte favorito, podemos buscar un tipo de zapatos especialmente pensados para el aeróbic. Es un calzado que se ajusta cómodamente y lleva un refuerzo a cada lado, así como una protección extra en la parte de debajo de los dedos. En la danza aeróbica debemos mantener la cabeza erguida y los hombros hacia atrás. Una postura incorrecta disminuirá los efectos cardiovasculares y provocará dolor de espalda y de rodillas.

Entrenamiento con mancuernas

Con el entrenamiento con pesas se adquiere fuerza. A menudo conocido como entrenamiento de resistencia progresivo, las pesas (resistencia) destinadas a poner a prueba los músculos se añaden a los movimientos normales del cuerpo. Esto fuerza a los músculos a contraerse hasta un punto cercano al máximo esfuerzo. A medida que se desarrollan los músculos, la carga de la pesa se incrementa a un ritmo constante.

Cada vez que levantamos una mancuerna, la acción se denomina repetición, o «reps». Un programa de entrenamiento con pesas consiste en una serie de reps; una serie es un número concreto de repeticiones destinadas a un grupo muscular específico. La mayoría de preparadores recomiendan realizar entre cuatro y ocho repeticiones por serie. No hay que ejecutar más de tres veces al día cada serie. También es importante tomarse un breve respiro entre serie y serie. Durante los próximos treinta días, cada cual establecerá su propio número de reps por serie.

Hemos ideado seis combinaciones de entrenamientos con mancuernas en los que se ejercitan distintos grupos musculares. Cuando los ejecutemos, nos moveremos pausadamente. No hay que precipitarse. Debemos controlar el movimiento. Los que empiezan deberían utilizar pesas de un kilo para las manos. Les hará falta también un par de pesas de un kilo para los tobillos. En cuanto sean capaces de finalizar tres series de ocho reps sin problemas, pueden aumentar el peso de las mancuernas. A medida que uno se va fortaleciendo, convierte la grasa en masa muscular, algo mucho más compacto. Con ello se consigue una mejor definición.

Las mujeres no deben preocuparse por una musculación excesiva. Estos ejercicios les darán esbeltez. Mientras entrenamos, tendremos a mano una botella de agua fría. Entre serie y serie iremos bebiendo.

Combinación en ejercicio de entrenamiento con pesas 1

De pie, cuerpo erguido, los brazos a uno y otro lado del cuerpo y una mancuerna en cada mano. Flexionaremos lentamente los brazos por los codos y llevaremos las pesas hacia el pecho. Bajaremos las pesas hacia los costados. Para los que empiezan: ejecutar dos o tres series de cuatro reps. Llegar hasta tres series de ocho reps.

Tumbarse boca arriba y sostener un par de pesas por encima de la cabeza, perpendicular al suelo. Flexionar suavemente el codo derecho y bajar la mancuerna hasta el pecho. Después repetir con el brazo izquierdo. Alternar los brazos. Para los que empiezan: hacer dos o tres series de cuatro reps. Llegar hasta tres series de ocho reps.

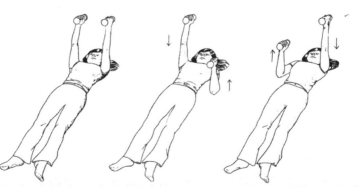

Combinación en entrenamiento con pesas 2

Con dos pesas de kilo sujetas al tobillo y apoyándonos en el respaldo de una silla, flexionaremos la rodilla derecha y balancearemos lentamente la pierna hacia atrás y hacia arriba. Ejecutaremos las reps en la parte derecha y luego en la izquierda.

Para los que empiezan: realizar dos o tres series de cuatro reps en cada pierna. Llegar hasta tres series de ocho reps en cada pierna.

Con dos pesas de kilo sujetas a los tobillos, nos sentaremos en una silla, estiraremos las piernas, las cruzaremos a la altura de los tobillos y mantendremos la posición mientras contamos hasta cuatro. Para los que empiezan: realizar entre dos y tres series de cuatro reps. Llegar hasta tres series de ocho reps.

Ejercicio de entrenamiento con pesas 3

Tumbados en el suelo, las manos en la nuca. Levantaremos la cabeza y los hombros hasta que estos dejen el contacto con el suelo. Haremos girar un poco el cuerpo hacia la izquierda y lo bajaremos luego hasta el suelo. Levantaremos la cabeza y los hombros de nuevo. Haremos girar el cuerpo hacia la derecha y descender luego hasta el suelo. Para los que empiezan: realizar dos o tres series de cuatro reps. Llegar hasta tres series de ocho reps. Nota: En treinta días seremos capaces de ejecutar tres series completas.

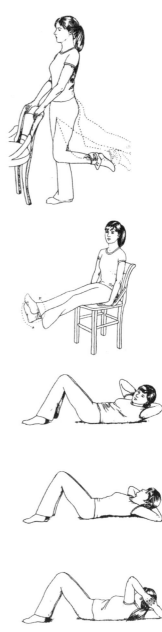

Combinación en ejercicio de entrenamiento con pesas 4

De pie, las piernas separadas a una distancia equivalente a los hombros, con una pesa en cada mano. Levantaremos los brazos hasta la altura de los hombros. Elevaremos luego el brazo derecho hasta el techo y lo haremos bajar después hasta el hombro. Levantaremos el brazo izquierdo hasta el techo y lo haremos bajar hasta el hombro.

Para los que empiezan: realizar dos o tres series de cuatro reps. Llegar hasta tres series de ocho reps.

Tumbados en el suelo, extenderemos los brazos sujetando las pesas directamente por encima del pecho. Lentamente, haremos descender los brazos hacia fuera hasta situarlos en el suelo. Volveremos a levantarlos para repetir. Para los que empiezan: realizar dos series de cuatro reps. Llegar hasta tres series de ocho reps.

Combinación en ejercicio de entrenamiento con pesas 5

De pie, el cuerpo erguido, se separarán las piernas unos 60 centímetros, empezaremos con una mancuerna en una mano. Nos inclinamos hacia la izquierda al máximo, flexionando la cintura. Enderezamos el cuerpo. Ejecutamos las reps en este lado. Nos inclinamos luego a la derecha y seguimos con las reps.

Para los que empiezan: realizar entre dos y tres series de cuatro reps en cada lado. Llegar hasta tres series de ocho reps en cada lado.

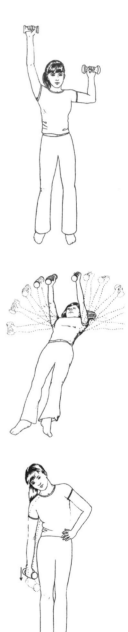

114

Nos inclinaremos hacia delante y apoyaremos la mano izquierda en el asiento de una silla. Con una mancuerna en la mano derecha, levantaremos la mano hasta el hombro y luego bajaremos el brazo hasta la posición recta. Realizaremos las reps en este lado y pasaremos luego al izquierdo.

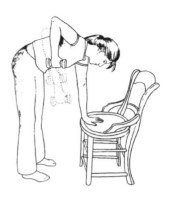

Para los que empiezan: ejecutar entre dos y tres series de cuatro reps en cada lado. Llegar a tres series de ocho reps en cada lado.

Combinación en ejercicio de entrenamiento con pesas 6

Nos tumbamos boca abajo, las piernas juntas y las manos a la altura de los hombros. Con las rodillas y las piernas contra el suelo, levantaremos la parte superior del cuerpo hasta que tengamos los brazos completamente extendidos sin flexionar los codos. Levantaremos un poco el mentón.

Para los que empiezan: realizar entre dos y tres series de dos reps. Llegar hasta tres series de diez reps.

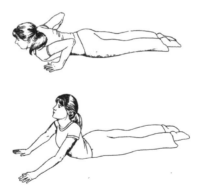

Sentados en una silla, con pesas en los tobillos, levantaremos el pie derecho hasta que la rodilla quede recta. Mantendremos la posición mientras contamos hasta tres y bajaremos luego la pierna hasta que el pie toque el suelo. Realizar las reps y cambiar luego de pierna.

Para los que empiezan: ejecutar entre dos y tres series de cuatro reps en cada pierna. Llegar hasta tres series de ocho reps en cada pierna.

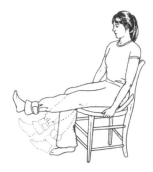

Recordemos que en cuanto alcancemos el objetivo debemos incrementar el peso de la mancuerna con la que trabajamos. Este es el desafío que plantea el entrenamiento con pesas: siempre hay un medio para mejorar.

Un plan de ejercicios que no para

Incluso el programa de ejercicios mejor diseñado fallará si resulta difícil o incómodo seguirlo. El programa para estar en forma y eliminar las arrugas está pensado para que se adapte al estilo de vida normal. La mayoría de mis pacientes tiene que encontrar el equilibrio entre una serie de exigencias: el trabajo, la familia, los estudios, el entorno. Se trata de unos compromisos que requieren tiempo y energía. Nuestro programa de ejercicios está creado para que llegue a formar parte, de forma mecánica, de nuestra vida cotidiana y constituya una constante fuente de energía renovable. No entrenamos a nuestros pacientes para que se conviertan en atletas profesionales ni en guerreros de fin de semana. El ejercicio es un aspecto más del programa para la eliminación de las arrugas. Tiene como objetivo proporcionar un plan accesible y ameno que no abrume a nadie. Cada cual irá trabajando gradualmente para conseguir su récord personal. Pretendemos incrementar la fuerza y mejorar la salud por medio del ejercicio, con el objetivo de frenar los síntomas del envejecimiento y la inflamación.

Antioxidantes: lo que hay que saber

«Ha llegado el momento de recomendar antioxidantes», proclamaba ya en 1998 el profesor Jeffrey B. Blumberg, sin duda uno de los mejores especialistas mundiales en este campo. En su opinión, poseíamos ya suficiente información sobre las virtudes de estas sustancias nutrientes para recomendarlos. Y le impacientaba tener que esperar nuevas «pruebas» para obtener respuestas definitivas en cuanto a dosificación o certeza: «No existe una respuesta definitiva en el terreno científico. Disponemos ya de un buen número de demostraciones sobre el interés de los antioxidantes, ya sea en el campo de la inmunidad o en el de la prevención de enfermedades crónicas: cáncer, enfermedades cardiovasculares... Si dejamos pasar el tiempo mientras esperamos y no traducimos estos datos científicos en recomendaciones para el público en general, bajo el pretexto de que no disponemos de todas las respuestas, nos encontraremos ante una situación dramática», afirmaba el profesor Blumberg. De todas formas, insistía el científico, hay que tener en cuenta que los antioxidantes no pueden sustituir un estilo de vida sano.

«Quien desee vivir mucho tiempo y gozar de buena salud, debe contar también con una alimentación sana y equilibrada, dejar de fumar y hacer ejercicio», concluía.

Los antioxidantes: manual de uso

Ser antioxidante no significa gran cosa. En realidad, los investigadores estudian alimentos y sustancias, conocidos y no tan conocidos, con el fin de determinar si presentan propiedades antioxidantes. La vitamina C, por ejemplo, no es «un antioxidante»: es una vitamina antioxidante en determinadas condiciones (dosificación, oxidantes implicados, etc.). Lo mismo ocurre con todos los «antioxidantes» citados a continuación.

Con toda seguridad, además, en los próximos años se descubrirán otras fuentes generadoras de antioxidantes. Vamos a presentarlos por separado, y de manera más detallada, en las páginas siguientes. No hay que olvidar, de todos modos, que trabajan en equipo, exactamente igual a como se hace en el fútbol. De la misma forma que no serviría de nada tener once porteros vagando por el campo, también sería absurdo consumir elevadas dosis de un antioxidante y dejar a un lado todos los demás. A quienes no sientan interés por este deporte, tal vez les resulte más ilustrativo el ejemplo de una orquesta: los distintos antioxidantes son notas y no instrumentos. Es el conjunto el que produce la música, mientras que un solo instrumento enseguida se hace insoportable.

Complementos nutricionales

Los alimentos aportan antioxidantes en cantidades adecuadas para mantener la salud en un entorno adecuado. En cuanto estamos sometidos el estrés, sufrimos alguna enfermedad o soportamos la contaminación, resultan insuficientes, no solo para protegernos, sino también para resolver nuestro problema llegado el caso. Hace falta tomar suplementos para obtener importantes dosis de antioxidantes en un volumen reducido. Los antioxidantes trabajan mucho mejor en colaboración. Así, en cuanto la vitamina E ha neutralizado un radical libre, ella misma se convierte en radical libre y debe «limpiarse»: quien se encarga de ello es la vitamina C, que le ofrece el electrón que anda buscando para poder volver «al frente». Entonces, la vitamina C se oxida y quien debe reducirla es el glutatión. Siguiendo con la alegoría del deporte, los antioxidantes son también como un equipo de baloncesto con jugadores «intercambiables» durante el encuentro, en el que los deportistas vuelven a la cancha una vez regenerados.

Dietética y nutriterapia

La dietética se ocupa de los alimentos y de sus repercusiones en la salud, mientras que la nutriterapia estudia las funciones de los elementos nutrientes (vitaminas, minerales, ácidos grasos...) en el organismo. La dietética alteró el sistema de alimentación a mediados del siglo xx, y los médicos especialistas en este campo son los nutricionistas. La nutriterapia, por su parte, revoluciona de nuevo nuestra relación con los alimentos. Sus especialistas son los nutriterapeutas. La nutriterapia incluye necesariamente la dietética, pues sería ridículo tomar suplementos de micronutrientes si se sigue una alimentación pobre en sustancias protectoras, aunque no tiene por qué ser cierto el caso contrario. Muchos nutricionistas consideran aún que vivimos en un paraíso terrenal, con alimentos perfectos que nos ofrece la madre naturaleza, consumidos de forma ideal, y que los suplementos son inútiles, que incluso pueden llegar a ser nefastos. Esto significa no reconocer todas las investigaciones llevadas a cabo en los últimos años. En realidad, tienen razón en un punto: de entrada hay que mejorar el contenido de nuestro menú. Pero este cambio no siempre es suficiente, ni mucho menos. Sobre todo si tenemos en cuenta que, como demuestran todos los estudios, cada día consumimos menos calorías y, por tanto, matemáticamente, menos elementos protectores (así como más calorías de las denominadas «vacías», esto es, que no aportan ni vitaminas ni minerales), cuando nuestro sistema antioxidante los reclama igual que antes.

Respetar las reglas del juego

Por el hecho de que los antioxidantes no implican peligro, no hay que hacer con ellos lo que sea ni tomarlos como sea. Uno puede sentir la tentación de lanzarse sobre el primer frasco de suplementos vitamínicos que encuentre e incluso de triplicar las dosis, pensando: «Cuantos más tome, mejor». Se trata, evidentemente, de una perspectiva mental, pues en el interior de nuestro cuerpo las cosas son mucho más sutiles y, según el doctor Patrice Faure, del Departamento de Biología Integrada del

Hospital Michalon (Grenoble), es imprescindible respetar determinadas reglas.

De entrada, como hemos visto, hay que recordar que los radicales libres se producen de forma natural durante distintos procesos (agregación plaquetaria, lucha contra la infección, destrucción de las células anormales...). Una persecución de oxidantes demasiado drástica podría producir el efecto contrario al objetivo buscado.

En segundo lugar, como ocurre en toda intervención nutricional, hay que considerar a la persona de forma global (estilo de vida, sexo, edad, actividades, etc.). Esto permite calcular las dosis de suplementos necesarias en función de los aportes alimentarios. De otra forma, ¡la cosa no «funciona»! Así, se han propuesto suplementos a personas diabéticas y los resultados han sido decepcionantes, pues o bien los aportes no estaban adaptados o el elemento nutriente que se aportaba no estaba en déficit. Por el contrario, un producto dirigido correctamente ha podido demostrar sus virtudes. Un suplemento de selenio, por ejemplo, en personas afectadas por poliartritis reumatoide y con déficit de este mineral, reporta sus frutos.

La idea de «trabajo de equipo» es importantísima, y las asociaciones correctas siempre resultan beneficiosas, sobre todo si permiten aportar unas dosis mínimas. Por otro lado, puede darse una sobredosis en un elemento nutriente en detrimento de otro antioxidante. Así, es de sobras conocida la sinergia entre las vitaminas C y E, ya que la primera regenera a la segunda y la envía de nuevo al circuito, ya limpia y dispuesta a prestar nuevos y leales servicios. Deben evitarse, en cambio, las fórmulas que combinan el hierro con la vitamina C, pues el primero oxida la segunda. Además, hay que tener en cuenta que las cápsulas de vitamina E no hayan caducado y que hayan sido almacenadas a salvo de la luz y el calor, de lo contrario, tomamos nutrimentos oxidados, lo que es peor que no tomar nada.

Todas estas reflexiones son relativamente nuevas y ni todos los fabricantes ni todos los médicos las tienen siempre presentes. Es importante, por tanto, dirigirse a especialistas que dispongan de información y, sobre todo, que actualicen sus conocimientos en este campo de investigación tan reciente, que cuenta con más de dos décadas de historia. En los años venideros dispondremos de los resultados de un gran número de estudios iniciados hace algún tiempo, y sin duda las recomendaciones se habrán afinado.

Los antioxidantes

Las sustancias que relacionamos a continuación han accedido a la codiciada categoría de antioxidantes. Sin embargo, las demás vitaminas y minerales, las enzimas y los aminoácidos son indispensables para la vida, y su carencia conlleva una aceleración en la oxidación. Las investigaciones están dando aún sus primeros paso y es evidente que, con el tiempo, se descubrirán otros antioxidantes. Es básico tener en cuenta que solo con este equilibrio protegemos nuestro bien más frágil: la salud.

Ácido alfalipoico

Este antioxidante es a la vez poderoso y universal, es decir, es activo en cualquier medio acuoso (como la vitamina C) o graso (como la vitamina E o el betacaroteno). Técnicamente, el ácido alfalipoico es hidrófilo y lipófilo. Esta doble propiedad le permite actuar también tanto en el envoltorio de las células (más bien «grasas») como en la misma célula (más bien «acuosa»). Algunos médicos la califican de «especie de vitamina B1 liposoluble». Lo que sí está claro es que su función es muy importante.

Entre sus actividades, una resulta original, puesto que recicla las vitaminas C y E, la coenzima Q10 y el glutatión. En realidad, protege a los demás antioxidantes, «potenciándolos». Neutraliza también en solitario media docena de radicales libres distintos y ataca los relacionados con la aterosclerosis, la diabetes y las cataratas. Elimina asimismo una serie de metales tóxicos (mercurio, plomo, arsénico, cadmio) y otros metales peligrosos que pueden desencadenar una oxidación (hierro, cobre).

Puesto que «sirve para todo», se usa como prevención y, en el tratamiento de afecciones degenerativas, como suplemento, ya que se va agotando con la edad y cuando el organismo se ve sometido a un importante estrés oxidante. Es indispensable para la lucha contra las lesiones de los órganos que utilizan más energía: el cerebro y el corazón. Asimismo, en caso de lesiones neuromusculares (miopatía, distensiones musculares, enfermedad de Parkinson), el ácido alfalipoico es mucho más efectivo que la vitamina B 1, que, al ser solo hidrófila, no penetra bien en los tejidos grasos. Está indicado también en personas afectadas por VIH (sida), cirrosis o la enfermedad de Alzheimer.

Protege el ADN contra los radicales libres y repara el ADN oxidado, lo que frena el envejecimiento. Es uno de los principales protectores contra la proliferación de las células cancerosas. Sus efectos más importantes se observan, indiscutiblemente, en la diabetes, contra la que posee una acción preventiva y curativa.

El organismo lo fabrica a partir de la cisteína y está presente en las proteínas, pero también lo aporta directamente la alimentación, en especial el brécol, las espinacas, los riñones, el corazón y la carne de buey. Todas sus virtudes y sus propiedades específicas están relacionadas con la presencia del azufre en su composición.

La carnosina

La carnosina se considera el antioxidante más eficaz contra el radical hidroxilo. Su actividad es importantísima, y constituye un gran avance poderla conseguir en forma de suplemento alimentario.

Los científicos la han estudiado con precisión y se sabe que sus propiedades están perfectamente «documentadas», es decir, que ha pasado las pruebas en muchas ocasiones.

La carnosina protege las proteínas, como las del ojo, contra la glicación. Entra en la composición de un colirio específico: el producto ocular que más protege hoy en día. Es muy prometedora en el campo oftalmológico, en especial para combatir las cataratas.

Ejerce la misma función «antiglicación» en el cerebro, donde lucha contra todos los síntomas relacionados con el envejecimiento. Sin abandonar el terreno mental, al parecer la carnosina aumenta de modo significativo la actividad antioxidante del superóxido dismutasa.

Carotenoides

Si bien existen como mínimo seiscientos carotenoides, solo unos cuantos están presentes en cantidades apreciables en la sangre y en los tejidos humanos y pueden considerarse antioxidantes activos. Están muy extendidos en la naturaleza y confieren a las frutas y verduras sus tonalidades anaranjadas o rojas, a menudo encubiertas por la clorofila. Rebosan carotenoides las verduras de color verde, las zanahorias, las calabazas, la remolacha roja, los tubérculos de colores y las frutas de color amarillo o naranja. Protegen las células vegetales contra la oxidación y, por consiguiente, contra el envejecimiento. ¿Cómo lo sabemos? Porque los encontramos en forma oxidada en la sangre cuando se habían ingerido de forma intacta. Para algo habrán «servido».

A pesar de las similitudes químicas entre ellos, los carotenoides ejercen funciones distintas en el organismo. Muchos se transforman en vitamina A —es el caso del betacaroteno, el alfacaroteno y la criptoxantina—, otros, como la luteína, la zeaxantina y el licopeno, no lo hacen. Algunos, como el betacaroteno y la cantaxantina, mejoran la comunicación entre las células (*gap junction*) y por ello podrían proteger contra el cáncer, mientras que otros son básicamente atrapadores de oxígeno singulete, un «estado de excitación del oxígeno», según el profesor Helmut Sies, del Instituto de Química Fisiológica de la Universidad de Düsseldorf (Alemania). En realidad, los órganos acaparan los diferentes carotenoides según sus necesidades específicas. En el organismo, un 80% se concentra en los tejidos grasos, un 10% en el hígado y el 10% restante en las lipoproteínas (mezclas de proteínas y grasas).

Al parecer, los niveles excesivos de un carotenoide pueden reducir la concentración de otros carotenoides beneficiosos: será mejor optar, pues, por un suplemento «multicarotenoide».

Vale más un «toma» que dos «te daré»

La biodisponibilidad de los carotenoides es terriblemente variable, pues se sitúa entre el 2 y el 50%. Se entiende por biodisponibilidad la proporción de carotenoides que contiene un alimento determinado y que se pone a disposición de los tejidos que lo utilizan (órganos, músculos, etc.) tras su ingestión. Ciertos alimentos son muy «prometedores» en este campo, pero el resultado concreto en el organismo nos lleva a la duda. Dicho de otra forma: vale más un «toma» que dos «te daré». O lo que es igual, y esto puede aplicarse a todos los antioxidantes que presentamos en este libro, no porque un alimento contenga una gran cantidad, el cuerpo sabrá recibirlo. Es algo muy importante, pues por un lado, basta con cocinar de forma correcta para aprovechar las propiedades de los alimentos, y por otro, los científicos que estudian las fórmulas de los complementos nutricionales deben trabajar también en la fórmula de «vehículo» que aportará el carotenoide (o cualquier otra sustancia). Los estudios han demostrado que, a pesar de unos aportes significativos en carotenoides, algunas personas acumulan muy pocos en la sangre.

En su asimilación influye un gran número de factores externos (estructura molecular, presencia o no de fibras y proteínas, cantidades consumidas, etc.) e internos (situación nutricional, concentración de flora bacteriana e intestinal, factores genéticos, etc.). Por una vez, las investigaciones demuestran que las personas de edad no solo retienen mejor los carotenos que las jóvenes, sino que los procedentes de los complementos nutricionales pueden llegar a absorberse diez veces mejor que los de la dieta. Según Ismael Elmadfa (Instituto de Nutrición de Vienne, Francia) y Clive E. West (Universidad de Wageningen, Países Bajos), esto se debe a que se encuentran «atascados» en los alimentos que no están disponibles. Los carotenoides son liposolubles, por consiguiente se absorben bien si van acompañados de un aceite y de vitamina E: es el caso del licopeno, que se ingiere mejor con productos como la sopa, la pizza o el kétchup que en una simple ensalada de tomate. Al calentar los alimentos, se facilita la liberación de estas preciadas sustancias y se ayuda el cuerpo a acogerlas. Así, el betacaroteno de las zanahorias se asimila con más facilidad cuando están hervidas que cuando se comen ralladas.

El betacaroteno

Es la estrella, el más conocido, si bien no el más activo. El betacaroteno se compone de dos moléculas de vitamina A. En el organismo, esta molécula se divide en dos para proporcionar vitamina A según demanda, de ahí su función de «precursor». Si no se plantea la necesidad, el betacaroteno permanece entero y nos proporciona una notable actividad antioxidante: ¡una sola molécula de betacaroteno es capaz de atrapar mil moléculas de oxígeno singulete! El betacaroteno protege nuestra piel contra los estragos de los rayos solares.

Fuentes naturales de betacaroteno (microgramos/1100 g)

Zanahoria 12.000
Espinacas 9.240
Perejil 8.320
Boniato 7.700
Melón 3.420
Albaricoque 2.790
Melocotón amarillo 880
Maíz 400

El betacaroteno protege las grasas profundas contra la oxidación (en oposición a las grasas circulantes, o «grasas de superficie», protegidas por la vitamina E). La provitamina A y la vitamina E actúan conjuntamente en el control de los niveles de colesterol y frenan la progresión de las enfermedades cardiovasculares. ¡Las zanahorias nos aseguran unas arterias estupendas!

El betacaroteno contribuye en el mantenimiento de la comunicación entre las células, algo importante para llevar a cabo un trabajo «coherente», a fin de evitar la proliferación de células anárquicas, como las del cáncer.

No hay que confundir la vitamina A (de origen animal) con la provitamina A (de origen vegetal). Si bien esta última no posee toxicidad alguna, será mejor evitar los suplementos «salvajes» de la primera, que se combinan con rapidez con la vitamina A de los alimentos y pueden llevar a la hipervitaminosis. Se acumula en el hígado y puede desencadenar una astenia, problemas digestivos e incluso, en alguna ocasión, una cirrosis.

Luteína y zeaxantina

La luteína y la zeaxantina son carotenoides que no se transforman en vitamina A. Estos dos carotenoides se reparten de forma determinada en el cuerpo: los tejidos oculares son los que presentan un contenido mayor, y les siguen los de las glándulas suprarrenales, los del tejido adiposo (grasa), los del páncreas, los del riñón y los del pecho.

En cambio, en otras partes escasean (corazón, pulmones, tiroides, testículos, ovarios, piel, etc.). La luteína se encuentra en el maíz, la caléndula, las judías verdes, las espinacas, la col y la lechuga. Está presente también en algunas frutas, como la naranja, el melocotón y el mango.

La zeaxantina procede casi exclusivamente del maíz. Se encuentra también en la yema de los huevos de gallinas alimentadas solo con vegetales.

Estos dos antioxidantes tienen una importancia capital para los ojos. Sirven de filtro para la mácula (una parte de la retina) y la protegen contra la peligrosa «luz azul». Refuerzan más específicamente los pequeños vasos que nutren la mácula y sirven de protección contra la radiación ultravioleta. Atrapan asimismo las moléculas de oxígeno singulete, que «queman» nuestros ojos al igual que hacen con nuestra piel (insolación).

Ambos luchan contra la degeneración macular de la retina, principal causa de ceguera. Probablemente actúan en sinergia con otros antioxidantes. Dado que en la actualidad no existe ningún otro tratamiento, esta vía de protección adquiere mucha más importancia.

Licopeno

El licopeno es el carotenoide más presente en el ser humano. Es asimismo el antioxidante que mejor neutraliza el temible oxígeno singulete. Se trata del pigmento natural del tomate, hortaliza a la que protege de la fotoxidación en su maduración. Se dice que su actividad antioxidante es un 70% mayor que la del betacaroteno.

En el organismo, se concentra en los testículos, la próstata, las glándulas suprarrenales y la piel. El licopeno fue descubierto de manera casual por científicos estadounidenses, que se habían fijado en que la comunidad italiana, que tomaba mucha salsa de tomate, sufría menos casos de cánceres de próstata que la población media de Estados Unidos. A partir de entonces, distintos estudios (en uno de los cuales intervinieron 48.000 voluntarios, con un seguimiento durante siete años) han confirmado que el licopeno posee virtudes anticancerígenas y, en especial, contra el cáncer de próstata. Así pues, es un antioxidante muy indicado para los hombres. De todas formas, nuevos estudios han demostrado que protege también contra el cáncer de páncreas y el de útero. En efecto, algunos investigadores han establecido una correlación entre las carencias de licopeno y los cánceres de páncreas y útero.

Además, el licopeno evita la oxidación del colesterol, lo que le impide convertirse en nocivo. En resumen: cuanto más licopeno se consume, mejor para el organismo.

El licopeno confiere a la fruta su color rojo y se altera con la cocción, la congelación o la conserva. Al contrario, el calor lo libera de las fibras. El tomate, la sandía, la guayaba, el pomelo rosa y el albaricoque son nuestros principales proveedores alimentarios de esta sustancia.

Coenzima Q 10 (ubiquinona)

Aunque se haya popularizado con este curioso nombre, la coenzima Q10 es... una vitamina. Tal vez dentro de unos años la llamen por su verdadero nombre: vitamina 43. En esta categoría posee una propiedad única en su género, pues es capaz de ceder uno de sus electrones para estabilizar un radical libre. Este elemento, presente en el organismo de forma natural, forma una auténtica barrera contra las enfermedades cardíacas. Es también un antioxidante excepcional –se dice que resulta diez veces más eficaz que la vitamina E– que frena la oxidación celular y permite que el oxígeno regenere mejor las células.

A raíz de esta constatación, obtenida a través de experiencias diversas, los científicos han dado otro paso al demostrar que la enzima Q10 es también una mina para los deportistas, ya que mejora la oxigenación celular. En realidad, el entrenamiento aumenta incluso el contenido de coenzima Q10 en los tejidos orgánicos. ¿Qué ocurre, pues? La fatiga es menor y aparece más tarde, sobre todo en caso de esfuerzos prolongados. Sea como fuere, nos encontramos, sin ningún género de dudas, ante la élite de los antioxidantes. Hablaremos de nuevo de este «héroe» en la última parte del libro, como excepcional vigía del cuerpo, de las funciones cardíacas y cerebrales, al que hay que recurrir siempre, sobre todo en caso de problemas graves. Pero hay que tenerlo en cuenta también en muchos otros casos:

- Insuficiencia respiratoria.
- Miopatía (enfermedad de los músculos).
- Choques sépticos (urgencia absoluta).
- Fatiga crónica.
- Embarazo.
- Determinados problemas bucales (descarnadura dental, por ejemplo).
- Freno del envejecimiento.
- Prevención de enfermedades.
- Actividad deportiva intensa.
- Exceso de peso. Cuando una persona está obesa, presenta un exceso de masa grasa y esta se comporta como una auténtica esponja ante los antioxidantes liposolubles. Se atiborra de coenzima Q 10, de vitamina E, etc., y estas ya no están disponibles para proteger el resto del organismo. ¡Es una situación grave!

La coenzima Q10 se concentra en el corazón, los músculos, el hígado, los riñones y el páncreas. Se ha calculado incluso que, en un caso ideal, se encuentra una molécula de coenzima Q10 por cada diez moléculas de lipoproteínas circulantes (grasas en sangre). Por razones culturales y de educación, cada vez se dispone de menos fuentes alimentarias de coenzima Q10. Las sardinas, la carne de buey (sobre todo el corazón), las espinacas y los cacahuetes ... y poco más. Absorbemos entre 5 y 10 mg al día, mientras que nuestras necesidades cotidianas se sitúan en torno a los 100 mg.

Cúrcuma

Esta especia india (*Curcuma longa*) rebosa curcumina. Se trata de un principio activo muy original, un antioxidante de gran poder que se transforma en un temible antibacteriano en cuanto la especia se expone al sol. Neutraliza en especial el monóxido de nitrógeno, pero se ocupa también de otras sustancias tóxicas, como algunas enzimas.

La cúrcuma es asimismo un potente antiinflamatorio: así pues, se recomienda a las personas que padecen reumatismo y dolencias óseas. En efecto, impide que los discos intervertebrales secreten sustancias que desencadenan la inflamación y bloquea distintas reacciones del organismo que mantienen los dolores inflamatorios. Sin dejar el terreno óseo, frena la destrucción del esqueleto al detener la actividad de los osteoplastos (las células que destruyen de forma natural el hueso, mientras los osteoblastos lo reconstruyen para convertirlo en «nuevo»), al tiempo que limita la desmineralización. Y además ...

- Participa en el control de los niveles de colesterol;
- Protege, al parecer, contra determinados cánceres;
- Fluidifica la sangre, con lo que evita los coágulos y, por consiguiente, el riesgo de infarto;
- Posee cierta actividad antialérgica (asma, eccema.. .);
- Protege el hígado y el estómago.

Cisteína (NAC)

La cisteína participa en la fabricación del glutatión (ver entrada). Protege contra los nitratos, atrapa el cianuro y atenúa el efecto tóxico del alcohol. Como suplemento, esta sustancia solo se toma bajo una forma estable denominada NAC (N–acetil cisteína).

Flavonoides / polifenoles

De unos años a esta parte se ha producido un aumento en la investigación de los polifenoles. Estamos hablando de los antioxidantes que más abundan en nuestras dietas. Consumimos todos los días alrededor de 1 g de polifenoles. Provienen exclusivamente de los alimentos de origen vegetal: sus principales fuentes se encuentran en las frutas y verduras, en determinadas bebidas (vino, té, café, zumo de fruta), los cereales y las legumbres. La naturaleza y las propiedades de los polifenoles varían mucho entre un alimento y otro. La inmensa familia de los polifenoles comprende millares de moléculas, que pueden clasificarse en tres grandes grupos: los ácidos fenólicos, los ácidos hidroxicinámicos y los flavonoides. Encontramos estas sustancias en el «envoltorio» de todas las plantas, y en especial en el de los frutos (de ahí su alto contenido en el zumo de uva y en el vino tinto), las legumbres y los cereales y granos. Además de su acción antioxidante, los polifenoles poseen efectos protectores contra las enfermedades vasculares (efectos hipocolesterolemiantes y antioxidantes) y la osteoporosis (efectos de los fitoestrógenos del tipo isoflavonas y lignanos sobre la densidad mineral ósea).

«Flavonoides» específicos

Desencadenan pasiones entre quienes van a la caza de sustancias antienvejecimiento y han pasado ahora a la categoría de «nuevos antioxidantes». En realidad es algo que no tiene nada de nuevo, puesto que la ciencia viene interesándose por ellos desde el descubrimiento de la vitamina C... ¡en 1932! En efecto, los síntomas hemorrágicos del escorbuto, relacio-

130

nados con la fragilidad de los vasos sanguíneos, se curaban con extractos de pimentón o de zumo de limón. Está enfermedad infectaba sobre todo a los marineros, puesto que los pescados y mariscos no contienen vitamina C ni flavonoides. El tratamiento centrado solo en la vitamina C resultaba poco eficaz para combatir dicha enfermedad. Los investigadores descubrieron entonces que quienes salvaban realmente a los aventureros que surcaban los mares eran unas sustancias a las que llamaron «vitamina PP». Los efectos biológicos de los flavonoides, ya que se trata de ellos, no se limitan, pues, a una acción antioxidante. Son antiespasmódicos, antiinflamatarios, anticancerígenos, antivíricos, antialérgicos, protectores del hígado... Es difícil valorar con exactitud sus propiedades, pues son ilimitadas, al contrario que las de un medicamento que actúa sobre un objetivo muy preciso. Lo cierto es que son los principales responsables de las virtudes de las frutas y verduras, alimentos que no cesan de repetirnos que consumamos hasta la saciedad.

Flavonoides diuréticos

Algunas plantas medicinales se usan desde hace siglos por sus propiedades, denominadas «vitamínicas P» . Podrían llamarse propiedades «flavonoidales». Mediante este término, los fitoterapeutas indican que reparan, refuerzan, flexibilizan y consolidan los vasos capilares (arterias, venas, sistema linfático) al tiempo que disminuyen su permeabilidad. Sabemos también que los flavonoides son diuréticos, algo importante para la mayoría de las mujeres que se quejan de retención de líquidos (celulitis, hinchazón, etc.).

Estas plantas forman parte de los «50 principales» fitomedicamentos más consumidos, en especial por las mujeres y las personas mayores. A menudo, las mujeres sufren problemas circulatorios que pueden adoptar formas distintas, entre ellas la enfermedad de Raynaud (extremidades frías, pues no están alimentadas por el flujo sanguíneo), determinadas dolencias de la menopausia y, por supuesto, la pesadez de piernas. En ambos sexos pueden darse flebitis y hemorroides, debidas también a problemas de circulación sanguínea. Desde hace tiempo, muchas personas mayores toman extracto de ginkgo (Ginkgo biloba) para mejorar la circulación sanguínea de los rnicrocapilares del cerebro. Muy importante, pues, para conservar una buena memoria, unas funciones mentales óptimas e incluso como protección contra los accidentes vasculares cerebrales.

Además del ginkgo, las plantas conocidas por su acción en la circulación sanguínea son: el hamamelis, el ciprés, el nogal, el brusco, el castaño de Indias, al alforfón, el abedul, la cola de caballo, el hipérico o corazoncillo, el muérdago, el carraspique, la retama, el crisantemo, la centinodia, el guindo garrafal, el maíz, la ortiga muerta, la vara de oro, el chopo, la vellosilla y el humagón (Erigeron canadensis).

El doble efecto antiedad

Lo que sitúa a los flavonoides en el primer puesto son sus excepcionales virtudes para frenar el envejecimiento. Al igual que las fibras, poseen efectos diferenciados según sean solubles o insolubles (aceleración del tránsito, unas, y mejora de la glicernia y del índice de colesterol, otras), es decir, los flavonoides nos protegen de distintas formas. Algunos defienden ante todo nuestros vasos, otros han demostrado sus extraordinarias cualidades antioxidantes.

Además ...

Los flavonoides reducen la absorción del hierro, que contribuye en la oxidación, aunque no sea un radical libre como tal.

- Protegen las grasas contra la oxidación, oponiéndose de esta manera a la formación de la célebre placa de ateroma, responsable a largo plazo de las obstrucciones arteriales (infarto, accidente vascular cerebral).
- Inhiben la actividad de una enzima que contribuye a la aparición de las cataratas.
- Disminuyen el índice de colesterol.
- Combaten la alteración de las fibras de colágeno de la piel y con ello frenan su envejecimiento.

¿Cómo llenar el depósito de flavonoides?

Muy sencillo: comiendo y bebiendo, ¡pero no cualquier cosa! Dadas sus funciones, los flavonoides se encuentran en el «envoltorio» de todos los vegetales, en especial en el de las frutas (de ahí el consejo de tomar zumo de uva y vino tinto), las verduras, los cereales y granos, como protección contra la podredumbre. Ya sean medicinales o alimentarias, las plantas acumulan flavonoides de todo tipo, y son distintos según se encuentren en el tallo, la hoja, el fruto,etc. ¡Algunas son indispensables!

Entre las fuentes alimentarias más útiles en este sentido cabe citar los cítricos (limón, naranja, pomelo...), las frutas del bosque (bayas) y el vino tinto. En este último, los flavonoides son sin duda los felices responsables del efecto protector denominado *french paradox* («paradoja francesa», es decir, el consumo mesurado y regular de vino tinto no solo no es perjudicial, sino que reduce el riesgo de padecer enfermedades cardiovasculares, colesterol, ataques cardiacos, etc.).

¡Lo ecológico nos incumbe!

Un estudio científico publicado en el Journal of Agricultura and Food Chemistry explicaba que los vegetales ecológicos contienen más flavonoides que los cultivados a golpe de fertilizantes y plaguicidas. Danny Asami, científico de la Universidad de California, analizó y comparó el contenido en flavonoides de fresas y mazorcas de maíz cultivadas tanto con métodos ecológicos como de agricultura convencional.

Los resultados demostraron que el maíz ecológico contenía un 59% más de flavonoides que el maíz «clásico», y que las fresas ecológicas presentaban un índice de flavonoides superior al 19%. Razón de más para optar por este tipo de cultivo.

Es algo lógico, pues los flavonoides están destinados a proteger la planta: si los pesticidas trabajan en su lugar, no están tan presentes en ella.

De la miel y las flores

Metidos ya en el tema, optaremos también por los productos de la colmena. Si bien es cierto que los flavonoides se encuentran en general en el mundo vegetal, tampoco son tan ajenos al mundo animal. En el propóleo, o própolis, de las abejas encontramos crisina, quercetina y galangina. Estos venerables insectos lo fabrican a partir de las secreciones de las yemas de una serie de árboles, como el abedul, el aliso, la picea, el abeto, el sauce, el olmo, etc. Con sus enzimas salivales, las abejas modifican estas secreciones y ponen en funcionamiento, instintivamente, las propiedades fungicidas y antibacterianas de los polifenoles para esterilizar la colmena y obstruir sus aberturas. Ya las civilizaciones egipcia, romana, griega e inca aprovechaban la actividad cicatrizante y antiinfecciosa del propóleo.

Los ginkgólidos

Son substancias únicas que se encuentran tan solo en un árbol, el ginkgo (Ginkgo biloba). Los ginkgólidos mejoran la circulación sanguínea, en especial la cerebral y, sobre todo, la de la región correspondiente a la memoria. Están respaldados por otros compuestos, con alto contenido en antioxidantes, que protegen al cerebro contra los ataques de los radicales.

Se prescribe cada día más en caso de enfemedad de Alzheimer y a las personas mayores en general. El ginkgo alimentario no existe, siempre hay que recurrir a los suplementos.

Las isoflavonas

Conocidas sobre todo por aliviar las alteraciones de la menopausia gracias a sus propiedades fitoestrogénicas, las isoflavonas son unos antioxidantes que merecen toda nuestra confianza. Esta doble función las sitúa entre las sustancias más útiles contra los cánceres de mama, de útero y de próstata. Las isoflavonas defienden también el aparato cardiovascular y combaten las enfermedades degenerativas. Como todos los flavonoides, atrapan los metales pesados. Por lo tanto, sus beneficios no se limitan a las mujeres.

Los OPC (proantocianidinas)

Las proantocianidinas (llamadas OPC, «oligómeros procianidólicos» o, PCO, «procianidinas oligoméricas»), de las que se conocen más de 2.000 moléculas diferentes, confieren a las plantas, las frutas y las verduras su gran variedad de colores. Ya se trate del picnogenol (OPC extraído del pino rodeno) o de los proantocianos (procedentes de la uva), todos han demostrado enormes poderes antioxidantes, cincuenta veces superiores a los de otros antioxidantes, como los de la vitamina E. Por otra parte, los OPC protegen el tejido nervioso y por ello se recomiendan en caso de enfermedad de Alzheimer.

Se trataría también de una de las principales explicaciones en cuanto a la «paradoja francesa»: la inusitada salud cardíaca de los franceses a pesar de que consumen muchos alimentos grasos ... y vino tinto.

La quercetina

La quercetina combate a la oxidación de los lípidos y, por ello, protege las arterias contra el colesterol LDL (malo), oxidado. También impide la formación de coágulos sanguíneos, que pueden taponar las arterias y provocar infartos o accidentes vasculares cerebrales. Por otra parte, inhibe la liberación de histamina, sustancia que provoca manifestaciones alérgicas.

Tengámosla presente en casos de problemas nerviosos, eccema, asma... Por fin, es uno de los agentes anticancerígenos más contundentes que se haya descubierto nunca.

Ingeridos por las personas, algunos de estos polifenoles se absorben a través de la barrera intestinal y alcanzan los tejidos clave, en los que pueden ejercer sus efectos protectores. Así, una comida rica en cebolla se traduce en un aumento del contenido plasmático en quercetina, el principal polifenol de la cebolla.

Dicho aumento del contenido en quercetina, en la rata, se traduce en una disminución del riesgo de sufrir osteoporosis.

El resveratrol

Algunos vegetales (entre ellos la uva) producen resveratrol. Un compuesto que protege el fruto contra las agresiones externas y constituye la clave de la célebre «paradoja francesa». En las personas, esta sustancia tiene un gran poder antioxidante y evita la aglomeración de las plaquetas sanguíneas (previniendo así el riesgo del taponamiento de las arterias).

Según la OMS, el resveratrol reduce en un 40% el riesgo de enfermedad cardiovascular. Existen también importantes estudios que demuestran que esta sustancia disminuye de forma espectacular (98%) el número de tumores cancerígenos, aunque los estudios se han centrado únicamente en ratones y se han extrapolado al ser humano. No obstante, parece que se va a hablar mucho del resveratrol en el futuro, sobre todo por su acción contra el cáncer en todos los estadios de la enfermedad.

El poder antioxidante del resveratrol

El resveratrol está presente sobre todo en la piel y las semillas de la uva, y también en otros frutos como los arándanos, las granadas y las nueces. Los polifenoles (sustancias químicas presentes en estas frutas que tienen propiedades antioxidantes) previenen el envejecimiento de la piel, la reafirman e hidratan, estimulando la generación de colágeno y favoreciendo igualmente la tonificación muscular. El resveratrol, particularmente, activa la producción de sirtuinas, más conocidas como las proteínas celulares de la longevidad. Estas proteínas están naturalmente presentes en nuestra piel pero con el paso del tiempo disminuyen y se hacen menos eficaces. La función primordial de las sirtuinas es aumentar en situaciones de estrés, acudiendo al rescate y reparando la célula dañada, o dejándola morir en caso de que el daño sea excesivo. De esta manera evitan que pueda ocurrir algún tipo de cambio celular peligroso.

La rutina

Extraída de un arbusto africano, del género Dimorphandra, solo encontramos rutina en cantidades interesantes en forma de complementos nutricionales. Este antioxidante fomenta la circulación de la sangre en las extremidades inferiores. Puede recurrirse a él en caso de pesadez de piernas.

La FPP

La papaya fermentada o FPP (Fermented Papaya Preparation, «preparado de papaya fermentada»), ha sido objeto de un gran número de estudios clínicos.

Todo parte de una idea muy simple: unas papayas cultivadas según los métodos ecológicos, que se dejan fermentar luego lentamente, sin aditivos ni ayudas exteriores de ningún tipo, en una planta japonesa hipersofisticada ... ¿El resultado? La FPP, conocida desde 1969 por sus extraordinarias propiedades antioxidantes y por su gran capacidad de estimular la inmunidad. El propio profesor Luc Montagnier (codescubridor del virus del sida), alaba sus virtudes antirradicales, como mínimo veinte veces superiores a las de la vitamina E. Hay que añadir además que la FPP ejerce la misma función antiinflamatoria y de fijación (atrapadora) de metales pesados, que son un verdadero veneno para el organismo.

En realidad, lo que apasiona a los investigadores no es el fruto exótico, sino la papaína que contiene. Se trata de un conjunto de proteínas capaces de descomponer otras proteínas en moléculas simples: la papaína detecta y divide los «complejos inmunes» (bloques constituidos por antigenos y anticuerpos), a fin de facilitar su renovación. Teniendo en cuenta que el sistema inmunitario nos protege contra las enfermedades y los radicales libres, es fácil comprender el gran entusiasmo que despierta la FPP. Por otra parte, fomenta la producción de SOD (ver entrada), lo que permite bloquear desde el principio la proliferación de los radicales libres.

En conclusión, la FPP no presenta toxicidad ni efectos secundarios. Puede, pues, recomendarse en el marco de la mayoría de enfermedades en las que se unen la oxidación y el déficit inmunitario. Así, algunas publicaciones han hablado de su utilidad en cardiología, neurología, gastroenterología, hepatología, hematología, reumatología, neumología e incluso en casos de cáncer y de sida. En Japón es un producto tan popular que muchas personas toman una dosis todas las noches como prevención...

El glutatión es nuestro principal antioxidante. Sin él, no podríamos subsistir, y los especialistas en antioxidantes coinciden en afirmar que hay que mantener unos niveles máximos en el organismo. Su poder «mágico» proviene de una capacidad única y extraordinaria: además de ocuparse de los radicales libres, recicla los otros antioxidantes, como la vitamina E o C.

Él es el verdadero antioxidante, puesto que, sin su presencia, las citadas vitaminas no podrían llevar a cabo su misión. El glutatión es una proteína que fabrican todas nuestras células a partir de determinados aminoácidos: el ácido glutámico, la cisteína y la glicina. Necesita también selenio y distintas vitaminas B, en resumen: es una auténtica diva que exige material de primera.

Es también un extraordinario destoxificante celular y, además, tiene otras funciones:

- Estimula la inmunidad celular de forma general;
- Regenera las vitaminas C y E oxidadas;
- Proporciona el cobre necesario para la actividad de la SOD (ver entrada);
- Reacciona con el radical hidroxilo y le impide infligir sus terribles lesiones al ADN y el ARN (en pocas palabras, nos protege contra el cáncer, preserva nuestros genes –algo que tiene una importancia vital– y, en este mismo terreno, protege a las células contra los efectos secundarios de la radioterapia y la quimioterapia).

Cuando el glutatión ha hecho su trabajo, ha «ingerido» oxidantes y se encuentra a su vez oxidado. Pasa entonces a la «limpieza»: se trata de la glutatión reductasa que lo sitúa de nuevo en nuestro circuito de protección, ayudado por determinados antioxidantes, entre los cuales pueden citarse los antocianos.

GPX o glutatión peroxidasa

En caso de aflujo de radicales libres, el cuerpo aumenta su producción interna de antioxidantes con el fin de eliminar mejor a los atacantes. Fabrica sobre todo grandes cantidades de SOD (ver entrada) y GPX (glutatión peroxidasa), con mayor facilidad cuando es joven, aunque con el paso del tiempo, precisamente cuando más falta le haría, la cuestión ya no es tan sencilla.

Estas dos enzimas antioxidantes trabajan en colaboración para mantener nuestra protección antioxidante interna con una eficacia máxima. El GPX degrada ante todo el radical peróxido de hidrógeno y convierte en inofensivas las grasas oxidadas.

Inhibidores de proteasa

La soja es el alimento más rico en ellos. Encontramos inhibidores de proteasa en todas las leguminosas: permiten que el vegetal conserve sus reservas de proteínas hasta la germinación. En nuestro organismo, estos compuestos inhiben determinadas enzimas. Por ello se han considerado durante mucho tiempo nocivos, pero todo cambió desde el momento en que se estableció el listado de sus virtudes: regulaxización de la glicemia, prevención del cáncer, acción antioxidante, alivio de las inflamaciones...

El magnesio

¡El indispensable magnesio! Si bien es cierto que no se trata en realidad de un antioxidante, su deficiencia provoca una carencia de ellos. El matiz es sutil, pero el resultado está ahí: para disponer de unas defensas antioxidantes eficaces, hay que tener un buen nivel de magnesio. Existen muchas posibilidades de que nuestro organismo presente carencia de este mineral, como le ocurre prácticamente a toda la población. Por desgracia, pueden pasar años sin que nos demos cuenta de ello. Pero si tenemos:

- Calambres;
- colitis (inflamación del colon);
- estreñimiento o diarrea;
- palpitaciones;
- hormigueos;
- hiperreactividad;
- o tendencia clara a no soportar el ruido,

...no existe duda alguna.

Melatonina

El radical libre más agresivo es el radical hidroxilo, y el antioxidante que ha demostrado ejercer una mayor protección frente a él parece ser la melatonina. Desde luego, el glutatión, la vitamina C y la vitamina E son eficaces, pero por lo visto la melatonina bate todos los récords. Se dice que es dos veces más útil en este sentido que la vitamina E y cinco más que el glutatión. De todas formas, ¡atención! se trata de una hormona y, como tal, su suplementación debe someterse a un control sanguíneo estricto. No sirve de nada tomarla como suplemento si nuestro nivel no presenta carencia. Por otra parte, en muchos países, por ejemplo, no es fácil procurársela, por tanto no vamos a extendernos en el tema.

PABA (ácido paraaminobenzoico)

Cofactor natural de las vitaminas B, es el más sobresaliente de los antioxidantes, puesto que neutraliza el oxígeno singulete. Este radical libre, tan temible, es el responsable de las insolaciones y los cánceres cutáneos. El PABA combate, de hecho, la caramelización de las proteínas, protegiendo así nuestra piel. A partir de una determinada dosis (entre 0,5 y 3 g al día), flexibiliza nuestras articulaciones, mejora la fluidez de los envoltorio celulares y nos defiende contra la contaminación atmosférica (ozono, humo de cigarrillos, etc.). El PABA es también antiinflamatorio y, jagárrensc!, restaura, en un 20% de los casos, el color original de los cabellos que han encanecido. Se tienen que tomar siempre suplementos de PABA durante las comidas, sin superar la dosis de 3 g al día. Sin embargo, hay que evitar tomarlos junto con medicamentos azufrados, puesto que los inactiva.

Selenio

Sería lógico oír hablar cada vez más de este mineral mágico, bautizado con el nombre de Selene, la Luna en la mitología griega. Está presente en determinados terrenos, principalmente aquellos cuyos sedimentos provienen de erupciones volcánicas.

Cuando estas rocas son ácidas, ricas en hierro y/o aluminio, las plantas no consiguen extraer cl selenio terrestre. El reparto del selenio es, pues, muy desigual según las regiones del mundo. Algunas son mil veces más ricas en este mineral que otras. Europa no está tan bien dotada en este sentido como Estados Unidos. De hecho, en determinados lugares se encuentra de forma natural, como en Venezuela, y otros son tan pobres en este mineral que han tenido que aplicar suplementos a los terrenos de manera artificial, como es el caso de Finlandia o Nueva Zelanda. La agricultura intensiva elimina aún más el selenio del suelo.

¿Un «antioxidante» importante?

El selenio no es un antioxidante en sí, sería más bien a la inversa si no estuviera «controlado». Pero es necesario para la eficacia positiva del glutatión y ofrece otros muchos servicios:

- Propone su ayuda a todos los componentes antioxidantes que encuentra. Por ejemplo, frente al «agresor» mercurio, el selenio se alía con el glutatión y ambos empujan al indeseable hacia el exterior del cuerpo, vía orina. En este caso, es una coenzima. Ya que acelera la eficacia de la glutatión peroxidasa (GPX), contribuye a las defensas antioxidantes y a la reparación de las grasas oxidadas.

- Quelata los metales pesados, es decir, se adhiere a ellos y los arrastra hacia la excreción urinaria.
- Previene las afecciones cardiovasculares. Junto con la vitamina E, protege las membranas celulares impidiendo la oxidación de los lípidos. Además, activa las hormonas tiroideas.
- Según unos estudios realizados en Israel en 1998, una suplementación de selenio aumenta nuestro índice de glutatión en un tercio y provoca una disminución del 50% en la oxidación de los ácidos grasos.

¡Comamos selenio!

Las plantas proporcionan la casi totalidad del selenio que se ingiere. Sin embargo, los vegetales obtienen este mineral de la tierra... ¡siempre que se encuentre en ella!

Normalmente, está presente en los alimentos siguientes (las cifras son aleatorias, en función de la procedencia geográfica de los productos): los coquitos del Brasil y los riñones se encuentran entre las mejores fuentes, pero debemos reconocer que su consumo es más bien puntual ... Se encuentra también en el cangrejo, en el hígado y en determinados mariscos y pescados, pero debemos tener en cuenta que, al parecer, el cuerpo capta de forma desigual el selenio procedente de los productos del mar. El germen de trigo presenta un cierto contenido, pero mientras que este alimento es una buena fuente en Estados Unidos, no lo es en Europa, otra vez por la diferencia entre terrenos ricos y pobres en este mineral ya citada. Los cereales integrales (por tanto, el pan fabricado con ellos), determinadas levaduras, el ajo y la cebolla forman parte también de nuestros proveedores.

El selenio puede estar ligado a las proteínas, como en el caso de la selenoproteína, una forma especialmente bien asimilada por el organismo.

¿En qué dosis?

De nuevo dejaremos a un lado los aportes recomendados, demasiado limitados según los expertos. Para el selenio, el aporte óptimo se situaría alrededor de los 200 microgramos. Cerca del 100% de la población debería tomar suplementos, ya que nuestro consumo diario se acerca a los 30 microgramos. En realidad, cabe distinguir dos casos: en problemas agudos, se administra selenio «elemental» en forma de gránulos; y, en problemas crónicos o en una perspectiva de prevención, se recomienda el selenio «orgánico» en forma de levadura.

¿A quién concierne en particular?

- A los fumadores;
- a los bebedores;
- a los que llevan empastes dentales;
- a los que sufren enfermedades inflamatorias o insuficiencia renal;
- a quienes comen mucho pescado que puede contener mercurio (atún).

SOD (superóxido dismutasa)

Es una de las principales enzimas antioxidantes del organismo. Forma parte de los agentes protectores de nuestra primera línea de defensa y recibe ayuda, en segunda línea, de otros antioxidantes, como la vitamina E, el selenio y el glutatión. Bloquea y neutraliza gran parte de los radicales libres y luego los convierte en su forma «no reactiva», más fácil de eliminar por parte del organismo. En concreto, elimina la nocividad del radical superóxido 02, de gran toxicidad para la célula. ¡Pero la acción de su molécula no termina aquí! Es también antiinflamatoria, puesto que regenera las células y protege los glóbulos blancos contra los radicales libres. Por ello, el organismo la solicita en caso de poliartritis reumatoide, reumatismos inflamatorios, periartritis, esclerosis en placa, enfermedad de Crohn, cistitis, sinusitis, etc. Es también antivírica: actúa contra la gripe, el herpes, el VIH (sida) ... Puesto que protege los vasos sanguíneos, participa en la prevención contra las enfermedades cardíacas. Inhibe también las sustancias susceptibles de inducir determinados cánceres. Además, reduce los efectos secundarios de la radioterapia. La SOD es, pues, un antioxidante esencial, que protege los tejidos del cerebro y con ello permite aumentar nuestra esperanza de vida. Y lo que consigue en el interior se ve en el exterior: es un producto de belleza para la piel, ya que al protegerla contra sus peores enemigos, hace que conserve su tersura y elasticidad. Un poco de poesía: la suplementación de SOD procede de las plantas (pistilos o polen de las flores).

Taurina

Un antioxidante de gran importancia por su composición específica. Una de sus ventajas básicas radica en la fijación del magnesio en las células: sin taurina, el magnesio se limitaría a pasar por nuestro organismo. La taurina se encuentra en distintas partes de nuestro cuerpo, pero sobre todo en el corazón, el cerebro y la retina. En el ojo, asegura la integridad de los elementos (conos y bastoncillos) responsables de la visión nocturna.

Los suplementos de taurina son indispensables para:

- Los alcohólicos, ya que destoxifica el alcohol y sus productos de degradación;
- las personas mayores, pues participa en el tono muscular y cardíaco;
- los deportistas, porque mejora la recuperación;
- los bebés prematuros, como protección de la retina y el córtex;

- los que padecen estrés, en especial si estos suplementos se acompañan con magnesio y vitamina B6.

Vitamina C

¿Es necesario presentar a esa gran dama, la estrella de las vitaminas, nuestro ojito derecho? Por supuesto. No se ha recalcado suficientemente que la vitamina C se distingue de todas las demás por el interés que ha suscitado siempre. Un elemento brillante, por no decir genial, que ha generado cuatro premios Nobel y más de 20.000 estudios científicos e incluso ha seducido a los expertos, quienes han vuelto a aumentar los aportes diarios recomendados (ADR) respecto a ella.

Y, sin embargo, sigue siendo una desconocida, tanto por parte del gran público como de los profesionales de la salud. Se la considera la «vitamina del latigazo», una imagen que la convierte en superficial a los ojos de muchos, que opinan que si no se padece fatiga, no se tiene necesidad de ella. ¡Craso error!

El temido escorbuto

La vitamina C participa en la formación del colágeno. En caso de carencia, el cuerpo no puede fabricar el necesario y el revestimiento cutáneo pierde calidad: las encías sangran y los dientes terminan por caerse, la piel se llena de úlceras y el revestimiento «interno» sufre una suerte parecida. En siglos anteriores, los marineros que se embarcaban durante largos meses y no se alimentaban más que de los productos pescados durante el trayecto, morían de hemorragias y gangrena.

Esta hecatombe no vio su fin hasta que un médico propuso administrar todos los días zumo de limón a los miembros de la tripulación. ¡Y el escorbuto despareció!

Una historia nada banal

Tan solo un 5% de los médicos sabe que esta vitamina fortalece la inmunidad, y apenas un 4% está al corriente de que forma parte de los antirradicales libres. ¡Menuda injusticia! Fue uno de los primeros antioxidantes que se descubrieron. También es cierto que se trata de una vitamina que cuenta con la historia más compleja y con más reapariciones.

Conocida de sobra por el hecho de que su carencia provocó, en otra época, el escorbuto entre los marineros, curiosamente la vitamina C no se «descubrió» hasta 1907. En 1922, el científico húngaro Albert Szent–Gyorgyi observó que las coles poseían una sustancia que impedía la aparición de las manchas oscuras en la piel de la fruta macada. Hubo que esperar a 1928 para que él mismo aislara su principio activo, que denominó ácido hexurónico, aunque en 1930 lo rebautizó como vitamina C. Las señales que presentaban los frutos tenían un curioso parecido con las manchas de óxido que Szent–Gyogyi observó en las barras de hierro que su vecino tenía almacenadas, y entonces acabó por comprender que se trataba del mismo fenómeno: la oxidación. Dedujo que el principal culpable de la oxidación es el oxígeno. Sin embargo, la vitamina C reacciona con él y le impide cometer sus destrozos. De esta forma nació oficialmente el primer antioxígeno o, según el término actual, el primer antioxidante. En honor a este descubrimiento, el citado médico y bioquímico recibió el premio Nobel en 1937.

A partir de aquí, los investigadores se interesaron en su enorme potencial, y la vitamina C demostró enseguida su extraordinaria eficacia contra la poliomielitis (que afectaba entonces a muchas personas), el herpes, el herpes zóster y la tuberculosis pulmonar. Y poco después la mononucleosis, la pulmonía, el cáncer e incluso algunas enfermedades psiquiátricas ...

Las frutas y las verduras: una fuente inagotable de vitamina C

El hombre no sabe fabricar vitamina C y en cambio algunos animales sí pueden hacerlo. Tiene que buscarla, pues, en su alimentación y en grado suficiente, ya que es la que más necesita en términos de cantidad: le son indispensables unas decenas de miligramos, mientras que la necesidad de otras vitaminas se cuenta en miligramos o incluso en microgramos. Esta vitamina se concentra en los glóbulos blancos, el hígado, el bazo, determinadas glándulas endocrinas, las encías y el cristalino del ojo.

Las frutas y verduras son nuestros principales proveedores de vitamina C. Esta vitamina, al ser la más frágil, se utiliza como indicador del mantenimiento de otras: cuando la vitamina C se ha conservado en un alimento, las otras vitaminas también lo han hecho con mayor razón.

¿Qué puede hacer por nosotros la vitamina C?

- Prolongar nuestra vida. El estudio Alameda County, en el que se contó con 3.119 adultos, concluía que el consumo de 750 mg de vitamina C al día se relaciona con una reducción del 40% en la mortalidad. En el mismo sentido, el estudio Enstorm, realizado entre 11.348 personas, demostraba que un consumo de 500 a 800 mg de vitamina C al día se relacionaba con un aumento de 5 años y medio en la esperanza de vida para los hombres y de 2 años y 4 meses para las mujeres.

- Fortalecer nuestra inmunidad. Concentrada en los glóbulos blancos, encargados de nuestras defensas, la vitamina C combate las afecciones víricas y bacterianas. Es indispensable en altas dosis en invierno, desde los primeros indicios de resfriado. Acelera la curación de las enfermedades y todo tipo de convalecencia. No vayamos sin ella al hospital si tienen que practicarnos una operación quirúrgica: gracias a ella, el volver a andar y la cicatrización serán mucho más rápidos.

- Mejorar nuestra resistencia ante el estrés. Tiene una importante presencia en las glándulas suprarrenales que fabrican las hormonas relacionadas con el estrés. Cuanta menos vitamina C contengan, peor soportaremos las situaciones estresantes.
- Dar un empujón en caso de fatiga. En realidad por ello se ha hecho famosa. Favorece la asimilación del hierro, algo muy preciado para las mujeres, sobre todo las que se quejan de menstruaciones abundantes. Resulta indispensable para los vegetarianos que desean optimizar la asimilación del hierro de los alimentos de origen vegetal. Las personas que presentan deficiencia en hierro siempre están cansadas.
- Participar en la firmeza de la estructura ósea. Favorece la asimilación del calcio. En este sentido, se sabe que puede frenarse el desarrollo de la artrosis con más de 2 g de vitamina C al día.
- Neutralizar los oxidantes en medio acuoso –plasma, linfa, líquido intra y extracelular–, o sea, ¡en todo el cuerpo! Por otra parte, la vitamina C «recicla» la vitamina E, ya que esta, una vez que se encarga de sus radicales libres captados, debe deshacerse de ellos para poder reanudar la caza.
- Combatir con vigor determinados tóxicos presentes en los alimentos y los medicamentos. Elimina el plomo y el mercurio, el cadmio, el dióxido de azufre, el cloro del agua que bebemos, el benceno y sus derivados y también los pesticidas. Para un óptimo beneficio, quelata todos los contaminantes que encuentra en nuestro cuerpo, lo que significa que se une a ellos para eliminarlos a través de la orina. Evita también la transformación de los nitratos en nitritos cancerígenos.
- Limitar la agresividad de los compuestos del humo del tabaco, que ocasionan una oxidación fulminante. Desde que la persona deja de fumar, su nivel de vitamina C en

la sangre aumenta, lo que explica que un fumador la vaya «aspirando» constantemente para protegerse.

- Prevenir determinados cánceres. Un consumo insuficiente de vitamina dobla el riesgo de desarrollar un cáncer. En caso de terapias anticancerígenas, la vitamina C reduce la toxicidad de la radioterapia y la quimioterapia.
- Aumentar nuestra resistencia frente a los cambios de temperatura importantes.
- Mejorar la circulación y mantener al mismo tiempo la salud de los vasos sanguíneos. Impide los sangrados repetidos, sobre todo de la nariz, evita las escamas y aumenta la rapidez y la calidad de la cicatrización. Mantiene la salud de las encías. Permite la síntesis del colágeno, indispensable para la calidad de la piel, los huesos, los dientes, los cartilagos, los tendones, los ligamentos ...
- Proteger nuestros órganos contra las afecciones degenerativas relacionadas con el envejecimiento: enfermedades cardiovasculares, cataratas, cáncer, problemas degenerativos del esqueleto, de las articulaciones... Nada le resulta ajeno, funciona en todas partes.
- Disminuir nuestras reacciones alérgicas. Posee una importante acción antihistamínica, muy beneficiosa para las personas que padecen rinitis alérgica, eccema o asma.
- Participar en la prevención de la diabetes de tipo 2.

La vitamina C es muy frágil. Con la preparación de los alimentos se destruye con facilidad. Además, en general, no consumimos suficiente cantidad de fruta y verdura fresca, sin citar que estas han perdido vitamina C a raíz de las técnicas agrícolas y de unos sistemas de almacenamiento poco fiables. Puesto que se trata de una de nuestras primeras líneas de defensa contra los oxidantes y nuestro cuerpo la reclama constantemente, los suplementos de esta vitamina parecen indispensables.

¿Cómo escoger los complementos nutricionales?

A pesar de que la vitamina C de síntesis resulta eficaz, siempre es mejor optar por la natural. Esta última, obtenida a partir de la acerola, el camu camu o el escaramujo, se asocia a los flavonoides contenidos en el vegetal. Así se duplica la acción antirradical respecto a los vasos sanguíneos. Una nueva ventaja: contrariamente a lo que ocurre con la vitamina C sintética, la natural no excita los nervios. Quien se encuentra alterado después de tomar vitamina C es porque realmente tenía mucha necesidad de ella, pues este síntoma indica una deficiencia.

Por tanto, no hay que dejar el suplemento, sino al contrario, hay que perseverar.

Y, además, tengamos en cuenta los consejos siguientes:

- Es mejor tomar los suplementos repartidos a lo largo del día en lugar de ingerir demasiados comprimidos de golpe. En efecto, su absorción es limitada y el exceso va directo «a la basura». Esto es lo que explica el interés de las preparaciones de actuación prolongada (liberación progresiva) o de los preparados en polvo que se diluyen en una gran cantidad de agua, que se toma a lo largo del día.
- El organismo absorbe mejor la vitamina C si se consume después de las comidas, con el estómago lleno.
- Se optará por los comprimidos que se chupan y no por las formas solubles. Por una parte, estas últimas suelen contener mucha sal (sodio), y por otra, una parte de la vitamina C pasa directamente a la vía sanguínea por medio de las papilas.
- Se evitarán las formas efervescentes que contienen bicarbonato: éste es un antagonista de la vitamina C, es decir... ¡combate su acción!

¿En qué dosis?

Es difícil determinar las cantidades. Las necesidades varían entre una persona y otra, según la intensidad del estrés y el estado de salud. De todas formas, las dosis aconsejadas son muy superiores a las que marcan los aportes diarios recomendados (ADR). Para todo el mundo: como mínimo, 1 g de vitamina C diario. Los suplementos se adaptarán en función del consumo de frutas y verduras de cada cual. Quien sufra una enfermedad crónica, viva en un ambiente contaminado, se encuentre en tensión, sufra depresión, fatiga o ahogo, sea fumador o deportista de alto nivel, o acabe de sufrir una intervención quirúrgica, debe aumentar considerablemente las dosis.

Linus Pauling, investigador e importante consumidor de vitamina C, recomendaba un suplemento diario de 2 a 10 g para conseguir una salud óptima. Pueden discutirse unas cantidades tan considerables y puede pensarse que estos consejos tal vez son superfluos cuando uno está en forma. Ahora bien, cuando se declara una enfermedad, la cuestión pasa a primer plano y la «supersuplementación» debe tomarse sin demora. A menudo consigue frenar la afección desde el primer momento. En este caso, se tomará 1 g de vitamina C cada hora, es decir, de 8 a 10 g al día, durante cuatro días. La dosis se disminuirá luego poco a poco hasta llegar a los 2 g diarios.

Algunas ideas falsas ...

- La alimentación aporta suficiente cantidad de vitamina C
  Apenas uno de cada dos adultos recibe el aporte aconsejado, el cual, por otra parte, se considera muy por debajo de las necesidades reales del organismo.
- La vitamina C impide dormir: Es cierto que es necesaria para la fabricación de la dopamina (sustancia que elabora el cuerpo y es la responsable del despertar y la vigilancia). Es posible que una ínfima proporción de la población sea sensible a ello, pero ningún estudio ha demostrado que impida conciliar el sueño. Si se trata de la vitamina C natural,

precisamente se recomienda tomarla durante todo el día, y la toma de la noche incluso podría ayudar a conseguir un sueño más reparador.

- Nadie necesita más cantidad de vitamina C que la de los ADR: Hace aún muy poco tiempo, estas cantidades tenían como límite los 60 mg; ahora se habla de 120 mg. Con todo, probablemente esta cifra siga siendo insuficiente. El Ministerio de Agricultura y el Instituto Nacional del Cáncer estadounidenses estiman que el umbral mínimo de vitamina C para mantener una buena salud se sitúa entre los 117 y los 125 mg. Los nutriterapeutas, los mejores especialistas en vitaminas, hablan de 500 mg, e incluso de 1 g si se desea combatir día a día las enfermedades degenerativas.

- Es inútil tomar suplementos de vitamina C: el exceso se elimina por la orina. Más allá del umbral de 1 g de vitamina C diario, el cuerpo elimina una parte, pues la vitamina C oxidada por su «labor» contra los radicales se expulsa por las vías naturales. ¡Una suerte! Sin embargo, las «pérdidas» se han calculado en torno a un 20–25%; en realidad, todo depende del nivel de existencias inicial: cuanta más carencia de vitamina C, más retención de ella. Y cuando se dice que nuestros tejidos están «saturados» (llenos de vitamina C), se conserva una gran parte de esta vitamina denominada «sobrante», lo que demuestra que no sobra tanto como se podría creer.

Se sitúa luego en los glóbulos blancos, verdaderos «grancros» de vitamina C, que no se cansan de hacer acopio de ella. ¡Ni siquiera les dan miedo las tomas de 1 g al día! De hecho, el organismo tiene una necesidad tal de esta sustancia que es importante disponer siempre de un pequeño «excedente» a fin de no agotar las reservas. Y las necesidades del fumador son mucho mayores: cada cigarrillo elimina 30 mg de nuestras reservas de vitamina C.

- La vitamina C aumenta el riesgo de padecer cálculos renales. Un 60% de estos cálculos está formado por oxalato de calcio. Una persona que se alimenta correctamente y se cuida «fabrica» entre 25 y 50 mg de oxalato al día, y entre un 35 y un 50% de éste procede del consumo de vitamina C. Sin embargo, más allá de los 40–50 mg de vitamina C, el nivel de oxalato permanece inalterable. Por otra parte, la acidez de la vitamina C convierte en solubles las sales de calcio y con ello se reduce el riesgo de cálculos. Ningún estudio ha demostrado que, incluso en dosis altas, la vitamina C aumente el riesgo de sufrir cálculos renales.

Vitamina E

La vitamina E es un nutriente antioxidante importantísimo. Esencial. Extraordinario. En realidad, es el principal antioxidante liposoluble del tejido humano. Se sitúa en primera línea de defensa para proteger las membranas de las células contra el ataque de los radicales libres, y por ello la encontramos en todos los tejidos grasos del cuerpo: el hígado, el sistema nervioso, la piel, las glándulas suprarrenales, el corazón, los músculos y las mucosas. Y, ante todo, es la única capaz de controlar un determinado tipo de radicales libres: el peroxinitrilo, verdadera bomba que los demás antioxidantes no dominan.

Por desgracia, las deficiencias en vitamina E no son visibles: casi todos tenemos carencia de ella sin saberlo. El aporte diario mínimo se sitúa en unos 4,5 mg, mientras que las necesidades mínimas para no presentar carencia giran alrededor de los 10 mg. En cuanto a la obtención de una dosis suficientemente protectora para luchar contra plagas como la placa de ateroma o la enfermedad de Alzheimer, no podemos esperar nada de la vitamina E por debajo de los 100 mg/día. No hace falta decir que no vamos a obtener esta cantidad únicamente por medio de los alimentos y que se imponen los suplementos.

En la espera, las células se alteran, el sistema inmunitario se debilita, el envejecimiento se acelera ... Y todo esto toma forma poco a poco:

aumentan los riesgos cardiovasculares y se traducen en ateritis, infarto o accidente cerebral. El cerebro, peor protegido, es más propenso al desarrollo de una enfermedad degenerativa. La anarquía celular abre la puerta a los cánceres, a las reacciones inflarnatorias destructoras e incluso a la diabetes de adulto. Las deficiencias en vitamina E son nefastas desde la infancia, ya que constituyen un importante factor de riesgo para las enfermedades crónicas que se diagnosticarán en la edad adulta.

La vitamina de los bebés ...

La vitamina E se descubrió en 1922. Entonces se llamó «vitamina de la fertilidad», de ahí su nombre: tocoferol (tocos, «descendencia », y pherein, «traer»). En 1936 se extrajo del aceite de germen de trigo, y, dos años más tarde, se sintetizó. En 1968 se reconoció como elemento nutritivo, y años más tarde se le atribuyeron, finalmente, sus extraordinarias propiedades antioxidantes.

Determinados científicos afirman que resulta tan peligroso fumar como no tomar suplementos de vitamina E. Incluso precisan, por ejemplo, que el 100% de la población francesa presenta carencia en esta vitamina. En efecto, no solo es imposible obtener una cantidad suficiente de vitamina E a través de la alimentación, sino que dicha vitamina ha demostrado su eficacia en dosis muy superiores a los ACR como prevención de enfermedades como el cáncer, la ateroesclerosis, las cataratas ...

Fuentes

La vitamina E tiene que proporcionarse a la fuerza por medio de la alimentación, y sus fuentes, desgraciadamente, son muy limitadas. La mayor parte de alimentos que presentan vitamina E en cantidades apreciables en realidad contienen la justa para protegerse ellos mismos de la oxidación.

- Las interacciones con el hierro disminuyen la absorción de vitamina E.
- La vitamina E protege los ácidos grasos contra la oxidación. Contrariamente a lo que se ha dicho siempre, quienes consumen muchos AGPI (ácidos grasos poliinsatrurados, a través del pescado graso, las cápsulas de aceite de pescado y el aceite de colza) y, por otra parte, ingieren poco betacaroteno y vitamina E tienen mayor riesgo de desarrollar infarto de miocardio. En caso de un importante consumo de productos ricos en omega 3, los suplementos de vitamina E son imprescindibles.
- No hay que consumir de ninguna forma aceite de parafina: ni contra el estreñimiento, ni tan siquiera en determinadas dietas bajas en calorías. Este aceite impide la asimilación de algunas vitaminas, entre ellas la E.

Sus funciones:

- Protege contra la oxidación las grasas presentes en la sangre (se habla de «grasas circulantes»). Se trata de una propiedad fundamental, ya que cuando estas últimas se oxidan, se forma con más facilidad la placa de ateroma: y esto lleva a la formación de «tapones», los responsables de los infartos y de los accidentes cerebrales.
- Protege las grasas del envoltorio de cada una de las células (la membrana). Con ello se mantiene la flexibilidad celular, algo fundamental, puesto que, cuando las células son flexibles, pueden escurrirse hacia los vasos sanguíneos más finos. Su capacidad de llegar a cualquier parte del cuerpo también puede salvar la vida.
- Facilita la comunicación entre las células.
- Reduce la formación de una serie de agentes del envejecimiento.
- Se opone al inicio de los cánceres.

- Estimula el sistema inmunitario y reduce sus desarreglos (alergias e inflamaciones).
- Ejerce un papel antidiabético al mejorar la eficacia de la insulina.
- Protege la piel contra la deshidratación al estimular la formación de colágeno, el «cemento» de la epidermis. Así, retrasa el envejecimiento cutáneo. Junto con la vitamina A, previene el cáncer de piel debido a los rayos solares.
- Frena el estrés oxidativo del deportista, ya se trate de una actividad de ocio o de deporte de alta competición. Eso se traduce en concreto en menos dolor, inflamación y fatiga.
- En el estómago, frena la conversión de los nitritos aportados por los alimentos en nitrosaminas, poderosos agentes cancerígenos.
- Participa en el mantenimiento de la salud de los músculos y nervios.
- Fortalece la potencia sexual.

¿En qué dosis?

Las dosis que han demostrado su eficacia en los distintos estudios sobre prevención de enfermedades cardíacas son mucho más elevadas que las que se obtienen a través de la alimentación. Se sitúan entre los 100 y los 400 mg, es decir, entre diez y cuarenta veces los ADR (15 mg). El profesor Anthony Diplock, del Grupo de Investigación sobre los Radicales Libres (Guy's Hospital, Universidad de Londres), estima que el mínimo debería situarse entre 50 y 80 mg diarios (es decir, bastante por encima de los ADR). ¿Desalentador? Pues lo peor es lo que sigue.

Según las encuestas alimentarias, casi un 100% de la población ingiere cantidades insuficientes de vitamina E y eso sin hablar de las necesidades óptimas... Ya en 1988, un estudio llevado a cabo sobre una amplia muestra representativa de la población de Val–de–Mame, concluía que entre un 40 y un 90% de las personas encuestadas ingería unos niveles de vitamina E inferiores a dos tercios de los ADR. Y entre un 2 y un 17% de ellas recibía ¡menos de una tercera parte!

Zinc

El zinc es un mineral muy «solicitado» por el organismo, que lo utiliza para una multitud de tareas. Es básico para el buen funcionamiento del timo, una glándula que regula nuestras defensas naturales. Nos acompaña a lo largo de toda la vida y ejerce una función primordial en el crecimiento y la reparación celular.

Se trata de un elemento antiedad de suma importancia, que actúa en una serie de metabolismos, como el de los glúcidos y el de las proteínas. Participa también en la fabricación de muchas hormonas: testosterona, insulina, del crecimiento, etc.

Además, interviene en más de cien sistemas enzimáticos distintos, entre los que cabe citar la SOD (ver entrada). Hay que tener en cuenta que 85 g de calostro (la primera leche materna producida justo después del parto) contienen hasta 900 mg de zinc.

- Evita las afecciones de la próstata, aumenta la potencia sexual masculina y estimula las defensas inmunitarias.
- Protege la piel, los huesos y los genes.
- Ejerce una función clave en la prevención de los cánceres, al velar por la salud de la proteína P53, encargada de combatir la reproducción de células anormales. Impide que los radicales libres ataquen a los aminoácidos, pues «recubre» a estos últimos, aislándolos de los asaltantes.
- Combate los destrozos provocados por los metales pesados y otros contaminantes.
- Es antivírico cuando se asocia a otros antioxidantes y a los ácidos grasos poliinsaturados. Ejerce su función antioxidante sobre el radical hidroxilo y, al mismo tiempo, inhibe la asimilación del cobre y del hierro.
- El zinc se encuentra en determinados alimentos ricos en proteínas.

Carencia en la población

- Las necesidades de zinc se sitúan alrededor de los 15 mg diarios. El déficit en zinc es frecuente, puesto que afecta a un 80% de la población. Se manifiesta en forma de uñas quebradizas, que se parten con facilidad y presentan manchas blancas, y de un menor crecimiento del pelo.
- A menudo, los vegetarianos presentan más carencia de zinc que el resto, al igual que las personas mayores, que lo ingieren peor, y los hombres, que pierden 1 mg por eyaculación.
- El hierro, al igual que la aspirina, imposibilita la absorción del zinc. En cambio, el vino tinto la mejora. Por consiguiente, un complemento nutricional que aporte hierro + zinc es una auténtica aberración: ¡leamos con detención las etiquetas!
- Por el contrario, el zinc impide la sobreasimilación del hierro, algo positivo.

Todos los antioxidantes actúan en sinergia: cada uno se apoya en los demás para dar el máximo de sí. La SOD necesita manganeso, cobre y zinc para bloquear de entrada el proceso de los radicales. Luego, la catalasa ataca el hidrógeno peroxidado con la colaboración del magnesio. A continuación, la glutatión peroxidasa entra en juego y transforma el agua oxigenada en agua, antes de cruzarse en el camino del hierro o del cobre, lo que produciría un radical hidroxilo muy agresivo ...Y todo ello gracias al selenio, que la ayuda a formarse para actuar. Las vitaminas A, C y E se regeneran entre sí...

En realidad existen muchas otras asociaciones benefactoras que aún se conocen poco. De modo que es muy importante tomar suplementos con una serie de antioxidantes.

Bibliografía

Agus, David B, *Hábitos Prodigiosos para vivir más y mejor*, ed. Ariel.

Güell, Javier, *Antiaging. La guerra contra el envejecimiento*, La esfera de los libros.

Neira, José María, *El método del Dr. Neira. Cuatro pasos saludables para vivir más y mejor*, Ed. Grijalbo.

Saldmann, Frédéric, *El mejor medicamento eres tú. La salud está en tus manos*, Ed. Aguilar.

Shinya, Hiromi, *La enzima prodigiosa. Una forma de vida sin enfermar*, Ed. Aguilar.

Vilardell, Miquel, *Envejecer bien*, Ed. Plataforma.